CONTRIBUTION A L'ÉTUDE

D'UNE FORME DE

CIRRHOSE HYPERTROPHIQUE

DU FOIE

AVEC ICTÈRE CHRONIQUE

PAR

Maximilien SCHACHMANN

Docteur en médecine de la Faculté de Paris,
Ancien interne en médecine et en chirurgie des hôpitaux et de
l'hôpital Saint-Louis de Paris,
Médaille de bronze de l'Assistance publique (Internat 1883-1886),
Membre titulaire de la Société clinique
et membre correspondant de la Société anatomique de Paris.

PARIS

G. MASSON, ÉDITEUR

LIBRAIRE DE L'ACADÉMIE DE MÉDECINE

120, BOULEVARD SAINT-GERMAIN, 120

1887

CONTRIBUTION A L'ÉTUDE

D'UNE FORME DE

CIRRHOSE HYPERTROPHIQUE DU FOIE

AVEC ICTÈRE CHRONIQUE

DU MÊME AUTEUR

Epidémie de muguet bénin chez le vieillard. — Communication à la Société clinique de Paris. *France médicale*, 1883, t. I, n° 51.

Portes d'entrée et voies de propagation des bacilles de la tuberculose. — *Archives générales de médecine*, 1885, n° de mai.

Sur la cirrhose pigmentaire dans le diabète sucré. En collaboration avec M. le Dr HANOT, professeur agrégé, médecin des hôpitaux. — *Archives de physiologie normale et pathologique*, 1886, n° 1.

Intoxication par l'oxyde de carbone. Paralysie des muscles extenseurs de l'avant-bras gauche. Guérison rapide. — Communication à la Société clinique de Paris. *France médicale*, 1886, t. II, n° 75.

Contribution au traitement de la pelade. — Paraîtra dans le prochain numéro des *Annales de Dermatologie et Syphiligraphie*.

CONTRIBUTION A L'ÉTUDE

D'UNE FORME DE

CIRRHOSE HYPERTROPHIQUE

DU FOIE

AVEC ICTÈRE CHRONIQUE

PAR

Maximilien SCHACHMANN

Docteur en médecine de la Faculté de Paris,
Ancien interne en médecine et en chirurgie des hôpitaux et de
l'hôpital Saint-Louis de Paris,
Médaille de bronze de l'Assistance publique (Internat 1883-1886).
Membre titulaire de la Société clinique
et membre correspondant de la Société anatomique de Paris.

PARIS

G. MASSON, ÉDITEUR

LIBRAIRE DE L'ACADÉMIE DE MÉDECINE

120, BOULEVARD SAINT-GERMAIN, 120

—

1887

CONTRIBUTION A L'ÉTUDE

D'UNE FORME DE

CIRRHOSE HYPERTROPHIQUE DU FOIE

AVEC ICTÈRE CHRONIQUE

INTRODUCTION

Pendant l'année 1885, étant interne à l'hôpital Tenon, dans le service de M. Hanot, nous avons eu l'occasion d'observer simultanément deux malades atteints de cirrhose hypertrophique avec ictère chronique. Dans le courant de la même année se trouvait à Lariboisière, dans le service de M. le professeur Proust, un malade semblable qui devait mourir quelque temps après des suites d'une maladie intercurrente. Grâce à l'obligeance de M. Proust, nous avons pu examiner microscopiquement le foie de ce malade. C'est alors que notre éminent maître nous donna l'idée de revoir cette question de la cirrhose hypertrophique si vivement controversée dans ces dernières années et d'en faire l'objet de notre thèse inaugurale.

Tout le monde connaît le travail magistral par lequel M. Hanot a fait connaître la cirrhose hypertrophique avec ictère chronique, qu'il a été le premier à détacher du groupe des cirrhoses hypertrophiques. Il aurait donc été très osé de notre part de nous attaquer au même sujet si nous n'avions pas été rassuré et encouragé par notre maître.

Un heureux concours de circonstances nous mit bientôt en présence de deux nouveaux malades que nous pûmes suivre pendant quelques mois, et nous devons à l'obligeance de notre distingué collègue, le docteur Gilbert, une observation d'un autre malade qui est mort et dont il a bien voulu examiner le foie au microscope.

Muni de ces documents, nous avons recherché dans la littérature médicale tout ce qui avait trait à notre étude, et nous pûmes réunir 14 observations avec autopsie et 12 purement cliniques. Si le nombre de ces observations n'est pas considérable, c'est parce que nous n'avons pas cru devoir réunir dans un même groupe tous les faits publiés sous le titre de cirrhose hypertrophique avec ictère ou de cirrhose biliaire. Et cela non pas parce que nous partageons l'avis, émis surtout en Allemagne, qu'à l'heure actuelle il serait impossible de classer les cirrhoses suivant une base anatomo-pathologique, mais parce que nos recherches nous ont conduit à reconnaître un aspect symptomatique et des lésions anatomiques tout à fait particulières, propres à la cirrhose décrite par M. Hanot.

Certes, le tableau clinique et anatomo-pathologique de cette maladie a été tracé de main de maître par M. Hanot et MM. Charcot et Gombault. Mais depuis l'apparition des travaux de ces savants, l'histoire des cirrhoses a subi des modifications importantes. Tout a été remis en question, et la tendance générale est de tout confondre, de reléguer les cas types comme exceptionnels et de ne reconnaître que les cas mixtes comme répondant exactement à la vérité. Ni cliniquement, ni anatomo-pathologiquement il ne serait plus possible de distinguer entre elles les diverses cirrhoses : la cirrhose atrophique d'aujourd'hui, ayant été hypertrophique hier ; la cirrhose avec ascite pouvant parfaitement être en même temps hypertrophique et s'accompagner d'ictère, tandis que la cirrhose avec ictère peut être atrophique et s'accompagner d'ascite.

Notre but n'est nullement de faire une étude d'ensemble sur les cirrhoses ; nous nous proposons seulement de dégager de nouveau la cirrhose hypertrophique avec ictère chronique (1)

---

(1) Dans le texte nous nous servirons souvent par abréviation du terme de cirrhose hypertrophique en parlant de la cirrhose hypertrophique avec ictère.

du groupe entier des cirrhoses, de montrer que cette maladie est réellement une maladie à part, ayant ses symptômes, son évolution et ses lésions anatomiques propres. Dans le cours de nos recherches nous croyons avoir trouvé quelques faits anatomiques nouveaux qui plaident également en faveur de l'autonomie de cette maladie ; nous avons cherché en outre à mettre en relief quelques phénomènes cliniques sur lesquels on n'avait pas suffisamment insisté, à notre sens. Enfin, nous avons essayé d'expliquer la pathogénie de cette maladie, telle qu'elle nous semblait découler logiquement et de sa marche et de ses lésions anatomo-pathologiques.

Avant d'entrer en matière, qu'il nous soit permis de profiter d'une tradition que nous sommes heureux de suivre et de remercier ici tous nos maîtres de cette Faculté de Paris, dont nous sommes fier d'être l'élève.

Que M. le docteur Legroux, notre premier maître dans les hôpitaux, reçoive nos vifs remercîments non seulement pour ses savantes leçons, mais encore pour sa constante bienveillance à notre égard,

Nous remercions également M. le professeur Duplay, MM. Falret, Landrieux, Peyrot, B. Anger, Descroizilles, Marchand, Hallopeau, pour l'instruction qu'ils nous ont si généreusement prodiguée.

Que notre cher et bien-aimé maître, M. Hanot, reçoive nos sincères remercîments. Si le présent travail a quelque mérite, c'est à lui qu'il revient. Nous n'oublierons jamais son aménité, et ses leçons nous serviront de guide dans notre carrière.

M. le docteur Brault nous a donné de savantes leçons d'anatomie pathologique, et nous lui savons infiniment gré pour ses bons conseils.

Nous prions M. le professeur Dumitrescou-Severeanu, de Bucarest, d'agréer l'expression de notre gratitude sincère pour la bienveillance qu'il nous a toujours témoignée.

Merci à nos chers amis et collègues, les docteurs Morel-Lavallée et Gilbert, pour l'aide qu'ils nous ont donnée.

HISTORIQUE

Sans vouloir tracer l'histoire complète des cirrhoses, il nous faut cependant passer en revue les phases qu'a traversées ce chapitre intéressant de la pathologie hépatique depuis Laënnec, qui l'a pour ainsi dire créée, jusqu'à nos jours.

Pendant plus de vingt-cinq ans, de 1819 à 1846, l'aphorisme de Laënnec (1) : « Un foie qui contient des cirrhoses perd de son volume au lieu de s'accroître autant » était universellement admis.

Lorsque Kiernan (2) eut montré en 1833, par ses recherches anatomo-microscopiques du foie, que la cirrhose avait pour siège le tissu interstitiel, on se demandait, avec Becquerel (3), si la cirrhose, qui consiste dans la néoformation du tissu conjonctif, ne devait pas débuter par une phase hypertrophique, le tissu de nouvelle formation s'ajoutant au parenchyme intact. Cruveilhier ne se rallia pas à cette manière de voir, mais R. Bright (4) aurait pu constater la réalité de l'existence de cette phase hypertrophique admise théoriquement par Becquerel. Mais en somme et jusqu'en 1846 on se tenait au fait de l'immense majorité des cas où la cirrhose s'accompagnait toujours d'atrophie. A cette époque Requin (5) publia une première observation et en 1849 une seconde, toutes les deux complétées par l'autopsie, concernant des foies très hypertrophiés et cependant cirrhotiques. Avec cet auteur l'histoire de la cirrhose hépatique entre dans une nouvelle phase, la dualité des cirrhoses est admise

---

(1) Traité d'auscultation méd., t. I, p. 359, 1re édit.
(2) Philosophical Transactions, 1833.
(3) Arch. gén. de médecine, 1840, p. 485.
(4) Guy's hosp. Rep., t. I, 1836.
(5) Elem. de Pathol. méd., 1848 et Union méd., 1849

bientôt de nouvelles observations de cirrhose hypertrophique viendront confirmer les paroles de Requin :

« La cirrhose n'entraîne pas nécessairement l'atrophie du foie les deux lésions, hypertrophie et cirrhose peuvent parfaitement exister ensemble. »

Dans sa thèse d'agrégation de 1853, Gubler publie deux observations de cirrhose hypertrophique, et en 1857, R. Todd (1) insiste tout particulièrement sur la différenciation entre les deux cirrhoses, atrophique et hypertrophique, celle-ci ayant une individualité propre qui découle de ses symptômes, de sa marche, de ses lésions anatomiques et de sa pathogénie. Deux ans plus tard, Charcot et Luys (2) donnèrent le premier examen histologique du foie atteint de cirrhose hypertrophique. Ils firent observer la diffusion de la prolifération conjonctive en dehors et en dedans des lobules hépatiques en opposition avec ce qui se passe dans la cirrhose atrophique où la néoformation se limite au pourtour des lobules. Bientôt cette séparation des cirrhoses devient classique et prend place dans les traités de Grisolle et Jaccoud. Ce dernier auteur inséra en outre, dans ses cliniques de la Charité (1866), sous le titre d'Histoire d'un ictère chronique » une observation qui nous paraît appartenir à la cirrhose hypertrophique avec ictère.

En 1871, le mémoire de P. Olivier (3) apporte un précieux renfort à l'étude de la cirrhose hypertrophique et l'une des observations de cet auteur est un type de cirrhose hypertrophique avec ictère. Trois ans plus tard, apparurent les beaux travaux des professeurs Hayem (4) et Cornil (5) ; ce dernier attire le premier l'attention sur le grand nombre des canalicules biliaires développés au milieu du tissu conjonctif néoformé.

Les années 1874 et 1875 sont particulièrement fécondes pour la cirrhose hypertrophique et le Bulletin de la Société anato-

_(1) The Med. Times and Gaz., 1857, p. 140.
(2) Bull. Soc. Biologie, 1859, p. 140.
(3) Union méd., 1871, p. 361.
(4) Arch. de Physiologie, 1874, t. I, p. 126.
(5) Ibid., t. II, p. 265.

miqûe de ces années renferme un certain nombre de communications relatives à ce sujet. C'est alors, vers la fin de l'année 1875, qu'apparut la thèse inaugurale de M. Hanot (1) qui a pour titre : « Etude sur une forme de cirrhose hypertrophique du foie avec ictère chronique. » Comme ce titre l'indique, ce n'est pas de la cirrhose hypertrophique en général, mais d'une forme toute spéciale qu'il s'agit dans ce travail. Ayant eu sous la main quatre malades, dont trois succombèrent et dont il a pu faire l'étude anatomo-pathologique, M. Hanot résume dans les traits suivants la nouvelle affection : « Anatomiquement elle se caractérise une sclérose extra-lobulaire et souvent aussi intra-lobulaire sans tendance à la rétraction, par une lésion spéciale des canalicules biliaires. Le tableau clinique se compose des éléments suivants : ictère chronique, hypertrophie considérable du foie, souvent aussi de la rate ; absence d'ascite et de développement anormal des veines abdominales sous-cutanées, ou faible importance de ces symptômes, lorsqu'ils se produisent, phénomènes de l'ictère grave comme terminaison la plus habituelle.

Frappé de la constance de l'ictère et de sa coïncidence avec l'hypertrophie du foie, dans les cas soumis à son étude , notre maître chercha par l'examen microscopique l'explication de ces faits. Il trouva alors avec l'énorme prolifération du tissu conjonctif le catarrhe des canalicules biliaires porte et la cirrhose abondante surtout autour de ces canalicules. De là l'hypothèse pathogénique si plausible émise par M. Hanot que la cirrhose hypertrophique avec ictère chronique aurait son point de départ dans une angio et périangiocholite chronique des canalicules biliaires situés dans les espaces portes.

Peu de temps après l'apparition du travail de notre maître, MM. Charcot et Gombault (2) publièrent leurs expériences célèbres sur la ligature du canal cholédoque, dont ils conclurent que les lésions de la cirrhose hypertrophique sont tout à fait analogues à celles obtenues expérimentalement et à celles

(1) Thèse de Paris, 1875.
(2) Arch. de Physiol., 1876, p. 272.

qui sont dués à un obstacle à l'écoulement biliaire. Dans un second travail (1), paru dans le même recueil peu de temps après le précédent, ces auteurs précisent leur pensée et fondent le groupe des cirrhoses biliaires dont ils schématisent le tableau anatomo-pathologique comme ils l'ont fait pour celui de la cirrhose atrophique.

Tout le monde connaît ces schémas que nous reproduisons d'ailleurs dans une autre partie de ce travail (Voy. Pathogénie) ; ajoutons seulement que ces auteurs reconnaissent une troisième forme de cirrhose, dite mono-cellulaire, peu connue et qu'on rencontre dans certains cas de syphilis infantile.

Les cirrhoses hépatiques au moins dans leurs types principaux paraissaient donc ainsi nettement délimitées et facilement reconnaissables non-seulement au lit du malade, mais encore histologiquement, grâce aux schémas de Charcot et Gombault. Mais si jusqu'ici les travaux dits, à juste titre, *de l'école française*, avaient bien établi la séparation de la cirrhose atrophique et de la cirrhose hypertrophique, ainsi que l'existence de la forme de cirrhose hypertrophique avec ictère chronique, les limites anatomiques un peu étroites, dans lesquelles Charcot et Gombault ont renfermé chacune des variétés de cirrhose, ont provoqué, surtout en Allemagne, une protestation presque générale. Litten (2) reconnaît bien que la cirrhose peut avoir son point de départ dans une lésion des voies biliaires comme elle peut provenir de chacun des nombreux éléments qui constituent le foie ; il reconnaît qu'elle présente, à un moment donné, un aspect particulier, mais cet aspect disparaîtra et toutes les cirrhoses prendront un caractère uniforme dès que le nouveau tissu conjonctif aura perdu son type embryonnaire et deviendra cicatriciel. Comme la plupart des auteurs qui vont suivre, Litten rejette comme exagérés les schémas de Charcot et Gombault en s'appuyant sur plusieurs exemples tirés de son observation personnelle.

(1) Ibid., p. 453.
(2) Charité Annalen, 1878. Berlin, 1880, p. 153.

Birch-Hirschfeld (1), Kussner (2), Brieger (3), n'admettent même pas l'existence d'une cirrhose hypertrophique. Pour ces auteurs ce qu'on entend sous ce nom ne serait que la phase initiale de la cirrhose vulgaire. Thierfelder (4) se contente d'enregistrer la cirrhose hypertrophique avec ictère et d'en donner un résumé sans commentaire.

Pour ce qui concerne cette dernière forme de cirrhose hypertrophique, la réticence des auteurs allemands s'explique jusqu'à un certain point, puisque, jusqu'en 1880, leur littérature n'en renferme aucun cas. Ils ne connaissaient donc cette affection que par la lecture, et ils se croyaient autorisés de l'englober dans l'ensemble des cirrhoses hypertrophiques, dont ils nient l'existence, comme nous l'avons dit plus haut. Mais vers cette époque apparaît le travail d'Ackermann (5) qui publie la première observation allemande de cirrhose hypertrophique avec ictère chronique. Tout en critiquant les schémas de Charcot et Gombault, il admet cependant la différenciation entre les cirrhoses hypertrophique et atrophique et émet une nouvelle théorie pathogénique pour les deux formes de cirrhose.

En France, pendant ce temps, il se produit également une réaction contre les types cliniques et surtout anatomo-pathologiques de cirrhose établis. Surre (6) divise les cirrhoses en huit classes, tant atrophiques qu'hypertrophiques. MM. Kelsch et Wannebroucq (7) n'admettent pas le schéma classique comme distinctif entre les cirrhoses atrophique et hypertrophique. Dans leur mémoire de 1881 (8) ils résument leur opinion sur la question de la façon suivante : « Les deux cirrhoses sont des hépatites parenchymateuses..... ; il ne paraît pas qu'il y ait une

(1) Lehrb. D. pathol. anat., p. 942.

(2) Sammlung Klin. Vortrage v. Volkmann, n° 121, p. 10.

(3) Virch. Arch. 1879, t. LXXV, p. 85.

(4) Ziemssen's Handbuch.

(5) Virch. Arch., 1880, t. LXXX, p. 396.

(6) Etudes sur diverses formes de sclérose hépatique et leurs caractères différentiels. Thèse de Paris, 1879.

(7) Arch. de Physiol., 1880, p. 830.

(8) Arch. de Physiol., 1881, p. 797.

différence essentielle dans les procédés histologiques, dans la pathogénie des deux formes. Essentiellement lent et limité dans l'une, le processus est plus tumultueux, plus diffus dans l'autre.

Avec les thèses de Dupont (1878) et Siépovicz (1879), élèves de M. Lancereaux et surtout avec les travaux de Hutinel (1) et Sabourin (2), une nouvelle forme de cirrhose, la cirrhose graisseuse hypertrophique, voit le jour et prend place dans le cadre nosologique.

M. Dieulafoy (3), dans une étude publiée en 1881 sur les diffé-rentes formes de cirrhose hépatique, proteste contre la trop grande tendance qu'on a eue de trop systématiser et de trop classifier ces affections. « La clinique s'accommode mal, dit cet auteur, de cette sélection en espèces morbides nettement tranchées, et la lésion est ici, comme toujours, d'accord avec la clinique. Entre les types extrêmes il y a place pour des cas intermédiaires à forme variable, et la dénomination de *cirrhoses mixtes* me paraît devoir leur être appliquée. « Guiter (4), élève de M. Dieulafoy, reconnaît avec son maître l'existence de certains cas types de cirrhose ; il s'efforce cependant de démontrer que dans la majorité des cas les cirrhoses sont mixtes parce que ni un tableau clinique univoque, ni surtout un des schémas ana-tomo-pathologiques classiques ne conviendraient absolument à chaque cas particulier. Cet auteur ajoute : « Il semble, du reste, qu'il existe dans la plupart des travaux récents comme une tendance à s'affranchir de l'esprit de classification à outrance et de systématisation absolue. Dans les études médicales de MM. Lecorché et Talamon (5), ces auteurs, tout en signalant l'inconvénient de multiplier à l'infini les espèces pathologiques, ajoutent ceci : « Ce serait tomber dans un excès opposé que de vouloir, en forçant les analogies, faire rentrer toutes les

(1) France méd., 1881.
(2) Arch. de Physiol, 1881, p. 584.
(3) Gaz. hebd., nᵒˢ 39, 40, 41 et 43.
(4) Thèse de Paris, 1831.
(5) Etudes médicales faites à la Maison de santé, 1881.

hépatites interstitielles dans les deux cadres classiques de la cirrhose veineuse et de la cirrhose biliaire. »

Nous voyons donc que la question des cirrhoses, loin de s'éclaircir à la lumière de tant de travaux remarquables, va en s'obscurcissant plutôt et ni la clinique, ni l'anatomie pathologique ne pourraient plus servir de critère au milieu des différents cas de cirrhose.

Cette tendance à repousser les données anatomo-pathologiques, comme capables de différencier les cirrhoses entre elles, se manifeste surtout en Allemagne. Nous avons déjà vu que pour Litten toute cirrhose, d'un certain âge, présente le même aspect microscopique, quel que soit l'élément hépatique qui lui ait donné naissance. Ziegler partage cet avis, et dans un récent travail critique sur la cirrhose biliaire, Mangelsdorf (1) se résume ainsi : « De ce qui précède il me semble qu'on n'est nullement autorisé à classifier les hépatites interstitielles suivant une base anatomo-pathologique. Il n'est pas impossible que des travaux ultérieurs permettent une pareille classification, mais pour le moment il faut s'en tenir à l'ancienne division étiologique et se contenter de ce que les travaux des derniers dix ans aient permis de constater que les affections des voies biliaires puissent être le point de départ d'une cirrhose, la cirrhose biliaire. » Mangelsdorf, en rassemblant tous les cas publiés sous le nom de cirrhose biliaire et en les comparant entre eux, se croit autorisé à conclure qu'aucun d'eux ne présente un tableau anatomo-pathologique typique, quoiqu'il reconnaisse l'existence réelle d'une cirrhose biliaire.

C'est encore sur une base étiologique que M. Lancereaux (2) classifie les cirrhoses. Il déclare que les hépatites intéressent primitivement le stroma conjonctivo-vasculaire et qu'on appelle encore cirrhoses conjonctivo-vasculaires ne reconnaîtraient que trois causes : la syphilis, l'impaludisme et l'alcoolisme. « S'il existe dans nos climats, dit cet auteur, une cirrhose indépendante des maladies citées, il reste encore à en faire le détermi-

<hr>

(1) Deutsches Arch. f. Klin. Medizin, 1882, p. 522.
(2) Revue de médecine, 1882, p. 862.

nisme étiologique. » Basé sur cette trilogie étiologique,
M. Lancereaux reconnaît une cirrhose syphilitique, une cirrhose
alcoolique, — laquelle renferme la cirrhose de Laënnec et la
cirrhose graisseuse — et une cirrhose impaludique. Ce qui est
surtout remarquable dans cette dernière, c'est la persistance du
tissu conjonctif dans l'état embryonnaire, et l'aspect lisse du
foie.

De cette façon M. Lancereaux raye du cadre des cirrhoses la
cirrhose hypertrophique avec ictère chronique ; pour lui toutes
les observations publiées sous ce titre ne seraient que des
cirrhoses impaludiques, alors même que les malades n'aient
jamais présenté les signes d'intoxication palustre et qu'on n'ait
pas trouvé dans leurs foies les lésions caractéristiques des
cirrhoses palustres.

Sabourin (1), un des auteurs qui s'est le plus occupé de la
pathologie hépatique et dont les remarquables travaux font
autorité, n'est pas d'avis que l'anatomie pathologique des
cirrhoses soit incapable de permettre de distinguer les cirrhoses
entre elles. Ce savant auteur cherche à démontrer qu'il existe
un signe permettant le diagnostic entre la cirrhose biliaire et la
cirrhose vulgaire. Ce signe consiste dans la participation des
veines sus-hépatiques à la production de la sclérose, au même
titre et simultanément que les veines portes dans la cirrhose
atrophique, tandis que dans la cirrhose biliaire la néoformation
conjonctive est exclusivement localisée aux espaces portes.

Pour ce qui concerne les cirrhoses vasculaires sanguines et
dont la nature n'est pas univoque, Sabourin distingue deux
types histologiques : la cirrhose monolobulaire et la cirrhose
multilobulaire, celle-ci est plus fréquente que la précédente
mais les deux sont des cirrhoses bi-veineuses. « En thèse générale, dit l'auteur, cette cirrhose est d'emblée ou monolobulaire
ou multilobulaire et persiste à cet état jusqu'à la fin. La cirrhose
monolobulaire n'est pas produite par une extension secondaire
de la multilobulaire. Mais c'est une sorte de loi qui peut souffrir
des exceptions, car les vaisseaux des deux ordres correspondant

---

(1) Revue de médecine, 1882, p. 465 et 671. —Ibid., 1883, p. 108.

aux territoires glandulaires élémentaires, d'abord respectés dans un îlot multilobulaire, peuvent très bien se prendre à leur tour consécutivement. »

De ce qui précède on voit donc que la question des cirrhoses hépatiques est loin d'être vidée. La systématisation anatomo-pathologique est battue fortement en brèche et l'étiologie seule permettrait aujourd'hui, suivant certains auteurs, le diagnostic entre les cirrhoses.

Dans ce travail, nous nous proposons de dégager la forme de cirrhose hypertrophique avec ictère chronique si bien décrite par M. Hanot, de la masse des autres cirrhoses. Nous essayerons de montrer qu'au double point de vue clinique et anatomo-pathologique cette cirrhose mérite la place à part que notre maître lui a créée, alors que l'étiologie serait impuissante, dans la plupart des cas, à lui assigner une place au milieu des autres cirrhoses.

ANATOMIE PATHOLOGIQUE

Parmi les observations de la forme de cirrhose hypertrophique que nous étudions, nous n'en avons trouvé que 14 dont
l'histoire clinique ait été complétée par l'examen nécroscopique.
De ces 14 observations il n'y en a que 9 qui contiennent un
examen microscopique détaillé. Avant d'entrer dans l'analyse
des données anatomo-pathologiques, il nous paraît utile d'ex-
poser l'une de ces observations. Il s'agit d'un jeune homme
atteint depuis quatre ans d'un ictère chronique, qui entre à
l'hôpital, d'ailleurs bien portant, mais voulant se faire guérir de
son ictère. Au bout de quelque temps de son séjour à l'hôpital
il se refroidit, est atteint d'une pneumonie et meurt dans le
collapsus peu de temps après avoir eu plusieurs hémorrhagies.
C'était donc là un cas très favorable pour surprendre le processus morbide en pleine évolution, et nous en avons fait l'examen
microscopique.

Observation I.

Cirrhose hypertrophique biliaire. — Mort par ictère grave.
par A. Florand, interne des hôpitaux.

(Bulletin de la Société anatomique de Paris, 1885, p. 140.)

Le nommé Gauth... (Gaston,) âgé de 19 ans, entre à l'hôpital
Lariboisière, service de M. Proust, salle Saint-Charles, n° 22, le
25 janvier 1885.

Son père est mort tuberculeux. Sa mère se porte bien. Jusqu'à l'âge de 15 ans il n'a jamais été malade. Il a toujours habité
Paris. Pas d'alcoolisme ni d'impaludisme dans ses antécédents.
Au mois de mai 1881, sans cause aucune, il a eu une indiges-
tion suivie d'ictère. Les troubles digestifs n'ont duré que quel-

ques jours, mais l'ictère a persisté depuis cette époque en s'accentuant de plus en plus.

Progressivement son ventre a augmenté de volume dans sa partie supérieure. Il a peu maigri, a conservé son appétit intact et une santé générale excellente. En avril 1883, il a eu quelques douleurs dans la région du foie et pendant plusieurs jours des accès de fièvre revenant à intervalles réguliers et présentant tous les caractères et les stades de la fièvre intermittente. Les douleurs et la fièvre disparurent rapidement, mais l'ictère s'accentua et son ventre augmenta de volume. Vers la même époque il eut, à trois reprises différentes, des hématémèses peu abondantes.

Au moment de son entrée à l'hôpital, le 25 janvier, le malade n'accuse de malaise d'aucune sorte ; son état général est aussi bon que possible. Il est petit et un peu chétif pour son âge, mais il a un excellent appétit et remplit sans aucune fatigue ses fonctions d'employé de commerce.

Il est seulement gêné et ennuyé par le volume de la partie supérieure de son abdomen et par la persistance de son ictère.

C'est dans l'espoir de voir disparaître ces phénomènes qu'il se décide à entrer à l'hôpital. Son tégument externe et ses muqueuses présentent une teinte jaune assez prononcée qui n'a jamais disparu depuis le début de sa maladie. La face palmaire de ses mains et sa plante des pieds offrent des taches rosées faisant à la surface de la peau une saillie peu appréciable. Quelques démangeaisons. Ses urines ont une teinte acajou très accentuée. Elles contiennent du pigment biliaire en grande quantité ; ni sucre, ni albumine ; pas de troubles digestifs ; appétit conservé: selles décolorées. L'abdomen est très volumineux dans sa partie supérieure ; sa portion sus-ombilicale est bombée, saillante, élargie. L'examen des parties permet de reconnaître immédiatement que cette augmentation du volume est due au foie et à la rate. Le foie est considérablement hypertrophié ; il remonte dans la cage thoracique, descend dans la cavité abdominale et empiète dans le flanc gauche où sa matité se confond avec celle de la rate. A la palpation on sent son bord lisse et sa surface ne paraît pas modifiée. Il a conservé sa forme normale en tous les points. La saillie est surtout considérable dans l'hypochondre droit. La matité se prolonge à quatre travers de doigt au-dessous du rebord des fausses côtes. Sa rate, également volumineuse, descend presque jusqu'à l'épine antéro-supérieure. A la partie supérieure sa matité fait corps avec celle du foie. Pas de trace d'ascite ; pas de dilatation des veines sous-cutanées abdominales. Du côté du cœur on constate un souffle systolique léger à la pointe. Pas de bruit de galop. Le pouls n'est pas ralenti. Les poumons sont comprimés et refoulés par le foie hypertrophié dans la cage thoracique. Le poumon gauche présente à son sommet quelques craquements très limités.

Le malade est vu quelques jours après son entrée par M. Hanot qui confirme, après examen, le diagnostic de cirrhose hypertrophique biliaire. Traitement : Eau de Vichy, sirop iodo-tannique ; bains alcalins.

Jusqu'au 17 février, l'état général et l'état local restent excellents. Rien de particulier à noter.

18 février. Le malade prétend s'être refroidi à la sortie d'un bain. Il s'est mis au lit avec un frisson assez violent, une dyspnée intense et un point de côté sous le mamelon gauche. L'examen de la poitrine permet de constater la présence, à la partie moyenne du poumon, d'un foyer assez étendu de râles crépitants. A ce niveau, submatité et augmentation des vibrations ; sa température est de 40°, son pouls fréquent ; crachats jaunâtres, visqueux et striés de sang ; la teinte ictérique s'est beaucoup accentuée. — Traitement : vésicatoire, potion de Todd.

Le 19. La dyspnée est un peu moindre. Le point de côté a presque disparu. A l'auscultation, souffle doux et râles crépitants, T. 39°. Les urines sont rares, très colorées, sans albumine.

Le 21. Souffle et râles dans le poumon gauche. Râles fins dans le poumon droit ; moins de fièvre ; plus de point de côté ; le malade demande à manger.

Le 23. Il existe dans les deux poumons, et surtout dans le poumon gauche, des râles fins très nombreux. La dyspnée est cependant moindre que les premiers jours ; la voix du malade est enrouée. Il se plaint d'une sensation de chatouillement et de constriction à la gorge. L'ictère est de plus en plus prononcé ; les symptômes locaux du côté des organes de l'abdomen n'ont pas varié ; les crachats sont muco-purulents et striés de sang. Epistaxis peu abondante à diverses reprises.

Le 24. Même état ; cependant le malade est plus abattu ; il accuse un malaise général et un chatouillement très désagréable au niveau du larynx.

Le 26. La dyspnée peu accentuée les jours précédents est très considérable. L'examen de la poitrine permet de constater dans toute son étendue de nombreux râles fins. Depuis hier le malade a eu des épistaxis assez abondantes et des crachats constitués uniquement par du sang noirâtre. Toute la journée, malaise considérable et abattement extrême, le soir à 7 heures, en quelques instants, hématémèse et melœna très abondants, qui se répètent à trois reprises différentes, et le malade meurt dans le collapsus sans avoir présenté de délire ni aucun autre phénomène intéressant à noter.

Autopsie, vingt-quatre heures après la mort. — *Le foie* est volumineux, mais surtout très lourd, il pèse 3130 gr.; il est d'une coloration gris verdâtre non uniforme, sa surface est mamelonnée sur tous les points, surtout au niveau de sa face inférieure. Les parties les plus saillantes sont d'un vert olivâtre et quelques-unes sont formées soit par des kystes biliaires, soit par de véritables infarctus biliaires (1). Les parties du tissu hépatique intermamelonnaire sont au contraire d'un vert grisâtre, noir par places.

La vésicule biliaire est petite, blanchâtre, elle ne contient ni bile, ni calculs; ses parois sont épaissies. A la coupe le tissu hépatique est plus résistant qu'à l'état normal, sans présenter la dureté de la cirrhose atrophique. L'aspect de la coupe est assez

(1) L'examen microscopique ultérieur a montré qu'il ne s'agissait là ni de kystes, ni d'infarctus biliaires, mais de lobules qui font saillie par suite de la constriction qu'ils ont subie de la part du tissu conjonctif et qui sont d'une coloration verte plus intense que le reste de l'organe.

identique à celui de la surface, elle présente de nombreux in-farctus biliaires et quelques petits kystes.

Le péritoine périhépatique est épaissi et établit des adhérences entre le foie et le diaphragme.

Les reins sont gras, imprégnés de bile et n'offrent aucune altération macroscopique.

Le cœur est pâle, petit, un peu mou, vide de sang, pas d'altération valvulaire, pas de dilatation du cœur droit.

L'estomac rempli de sang noirâtre en caillots, offre à sa surface des arborisations vasculaires très prononcées et des ecchymoses étendues dans l'épaisseur de sa paroi. Tout l'intestin grêle est rempli de sang; la muqueuse est teinte en noir et offre des ecchymoses disséminées sur toute son étendue.

Cerveau absolument sain.

Ecchymose assez étendue dans le grand pectoral gauche.

En somme, cirrhose hypertrophique biliaire terminée par ictère grave chez un jeune homme de 19 ans ne présentant aucun antécédent héréditaire ou personnel pouvant expliquer la cause de cette affection. Un examen histologique plus approfondi du tissu hépatique sera pratiqué ultérieurement.

La rate très volumineuse pèse un kilogramme ; elle n'offre aucune altération appréciable à la vue. Sa teinte est plus pâle qu'à l'état normal; sa consistance n'a pas diminué.

Les ganglions du hile ne sont pas hypertrophiés; ils sont teints en vert par la bile.

Les poumons sont petits, refoulés dans la cage thoracique, très congestionnés dans toute leur étendue. Le poumon gauche présente à sa partie supérieure une petite caverne tuberculeuse. Il est splénisé à sa partie moyenne. Quelques tubercules dans le poumon droit. Adhérences pleurales au sommet gauche et aux deux bases. Ecchymose sous-pleurale assez étendue en arrière et à droite.

Examen microscopique (1). — M. Hanot, ayant assisté à l'autopsie, a pris plusieurs morceaux de foie qu'il a bien voulu nous remettre. Après les avoir durcis par l'alcool, la gomme et

(1) Pratiqué par nous-même au laboratoire de M. Hanot, à l'hopital Tenon.

l'alcool absolu, nous en fîmes des coupes minces que nous avons colorées avec du picro-carminate d'ammoniaque et montées dans la glycérine.

Lorsqu'on examine une de ces préparations à un faible grossissement (Verick, obj., n° 2, oc., 1), on est immédiatement frappé de la grande place qu'y occupe le tissu conjonctif. De larges bandes fortement teintes en rouge, accidentées par des accumulations irrégulières de petits noyaux, de vaisseaux, s'étendent entre les lobules. En analysant de plus près, on voit d'abord que c'est dans les espaces portes que le tissu conjonctif est en plus grande quantité. Là il forme des îlots irréguliers, larges, envoyant par leurs extrémités des rubans plus étroits, qui pénètrent dans les fissures qui séparent les lobules, et dont d'autres entament ces derniers sur un ou plusieurs endroits de leur pourtour. Les lobules sont de tous côtés entourés de tissu conjonctif. Tantôt c'est un seul lobule, tantôt ce sont plusieurs réunis, qui appartiennent à la même circonscription de tissu conjonctif. Mais d'une façon générale le tissu conjonctif ne les entoure pas comme un anneau, il les circonscrit en partie, les pénètre tantôt sur un, tantôt sur plusieurs points, formant des prolongements d'épaisseur variable et n'atteignant que rarement le centre du lobule. De cette manière les lobules ont l'aspect d'être ébréchés, ils sont déformés, présentant parfois l'aspect d'un biscuit, d'un ovale ou celui d'un rein.

Déjà avec ce grossissement le tissu conjonctif ainsi que le parenchyme, présentent quelques particularités qui frappent. Dans les espaces portes la veine porte, vide de sang, est enchâssée dans le tissu conjonctif qui y est en abondance, mais celui-ci entoure surtout les canaux biliaires dont les parois épaissies et le revêtement épithélial vivement coloré et très grossi attirent l'attention. A côté des coupes transversales on voit fréquemment des coupes longitudinales de ces canaux qui se distinguent également par leur volume considérable. Sur les autres bandes conjonctives extra-lobulaires, les canaux biliaires se trouvent en grand nombre.

Le tissu conjonctif devient moins fibrillaire et plus ponctué à mesure qu'on s'approche du rebord, des lobules où il forme une épaisse bande, vivement colorée, qui s'ouvre fréquemment pour comprendre dans ses mailles, une ou plusieurs cellules hépatiques.

Les bandes conjonctives qui se prolongent dans l'intérieur des lobules sont ordinairement étroites et se terminent fréquemment, là où elles s'arrêtent, par un renflement arrondi.

Si la grande majorité des lobules n'est pas cerclée par le tissu conjonctif, on en voit cependant quelques-uns qui sont complètement entourés par lui, et sans qu'il se prolonge dans leur intérieur. Ces lobules ont gardé leur volume normal, ou bien sont réduits à la moitié ou au tiers de leur volume primitif. Mais malgré cette réduction de volume, ces lobules présentent avec tous les autres des caractères communs qui sont les suivants : La veine centrale manque souvent ; elle est quelquefois éloignée du centre, et parfois ne présente pas son aspect arrondi mais est plus déformée et toujours vide.

La disposition trabéculaire est entièrement conservée ; les colonnettes à double rangée cellulaire ont gardé leur aspect normal, mais sont séparées les unes des autres par des espaces parallèles plus étroits qu'elles et entièrement vides. Les cellules sont bien colorées par le picro-carmin, de même leur noyau et on n'y voit pas des gouttelettes de graisse, des granulations, ni d'infiltration pigmentaire. Arrivées à la périphérie lobulaire les colonnettes cellulaires sont envahies par le tissu conjonctif, avec lequel elles se confondent, de même les colonnettes qui bordent de chaque côté le prolongement conjonctif intra-lobulaire.

Sur plusieurs préparations examinées on ne trouve que rarement un ou deux lobules dont la disposition normale est complètement bouleversée. Entouré de tissu conjonctif, celui-ci a envahi le lobule sur toute sa surface ; on ne voit plus que des travées conjonctives autour desquelles sont disséminées pêle-mêle des cellules tout à fait altérées. La plupart est dépourvue de son noyau, leur protoplasma est granuleux, elles sont imbibées de pigment biliaire. Elles sont gonflées ou réduites à des fragments ; on n'en voit pas non plus qui soient étirées, allongées en fuseau. On ne voit pas trace de capillaire sanguin, ni de sang.

Si l'on augmente le grossissement : (Verick, obj. n° 6, oc., 1) cn constate les détails suivants que nous analyserons successivement dans :

a) Les espaces portes.

b) Le tissu conjonctif périlobulaire.

c) Le tissu conjonctif intra-lobulaire.

d) Le parenchyme.

e) Les rapports du parenchyme avec le tissu conjonctif péri et intra-lobulaire.

a) Comme nous l'avons déjà vu, les espaces portes sont considérablement élargis et remplis d'un tissu conjonctif épais, fortement coloré en rouge par le carmin.

Ce sont des fibres et des fibrilles qui composent la plus grande partie de ce tissu conjonctif. Les fibres sont réunies en faisceaux épais transversalement disposés, s'ouvrant de place en place en formant une maille au milieu de laquelle se trouve la coupe d'une veinule complètement vide de sang. A côté de ces épais faisceaux on voit des fibrilles isolées en ligne transversale, interrompues par places par un ou plusieurs noyaux brillants et très rouges. A mesure qu'on se rapproche des lobules hépatiques, on voit des fibrilles en plus grande quantité et des amas de noyaux embryonnaires en abondance.

D'ailleurs, dans tous les espaces portes le tissu conjonctif ne présente pas le même degré de développement. S'il est en quantité considérable partout, il est cependant plus riche en noyaux dans quelques-uns, et plus riche en faisceaux fibrillaires dans d'autres.

Au milieu de cette néoformation conjonctive, on trouve nettement dessinés les divers éléments qui s'y trouvent normalement, la veine porte, les artérioles et les canaux biliaires ; mais l'œil est de suite vivement frappé par la coloration intense, l'épaisseur des parois, l'abondance épithéliale des coupes des canalicules biliaires qui s'imposent pour ainsi dire.

Dans chaque espace porte se trouve une, deux ou plusieurs coupes de canalicules biliaires à lumière assez considérable. Chacun d'eux est entouré d'une épaisse gaine de tissu conjonctif formé par des faisceaux de fibres. La lumière du canalicule est bordée par une ou deux rangées de cellules cubiques, fortement colorées en rouge, à noyaux bien marqués. La lumière est souvent libre, parfois encombrée par les cellules. A côté de ces coupes transversales, on en rencontre qui sont disposées longitudinalement et qui présentent en tout les mêmes caractères que les précédents.

Cette coloration et surtout cette épaisseur des parois des canalicules tranchent et frappent à côté des veines portes. Les parois de ces dernières sont assurément plus épaisses que normalement, mais ne présentent pas du tout une épaisseur égale à celle des canalicules biliaires. La proportion des unes aux autres peut être évaluée par deux pour les parois canaliculaires à un pour les parois veineuses. Nous avons examiné simultanément de nombreuses coupes provenant de foies franchement atteints de cirrhose vulgaire, et nous avons été frappé par la différence qui, de ce chef, existe dans les parois vasculaires et canaliculaires des espaces portes dans les deux cirrhoses. Si les canalicules biliaires sont bien marqués et leurs parois épaissies dans la cirrhose vulgaire, ces caractères n'approchent cependant pas de ceux que présentent les parois veineuses dans la même affection, et inversement pour ce qui concerne la cirrhose hypertrophique. Notons encore que les vaisseaux étaient vides de sang.

En dehors de ces éléments on voit encore dans les espaces portes de nombreux canalicules formés, en général, par une étroite et double rangée de cellules cubiques, vivement colorées en rouge avec un noyau bien distinct. Les rangées cellulaires sont tellement rapprochées qu'on se demande s'il existe une lumière entre elles.

Ces canalicules sont tantôt allongés droitement, tantôt recourbés, se dichotomisant, souvent parcourant l'espace porte, pénétrant dans les fissures interlobulaires; mais il ne nous a jamais été donné de constater quelque point d'attache entre eux et les travées cellulaires des lobules hépatiques; nous les avons vu à plusieurs reprises arriver jusqu'à la périphérie des lobules et se prolonger dans leur intérieur avec les ramifications intraacineuses du tissu conjonctif. Avec les coupes longitudinales de ces canalicules on voit des coupes transversales formées de deux à trois cellules allongées, circonscrivant un orifice d'une petitesse remarquable.

b) Tissu conjonctif périlobulaire. — Nous avons vu plus haut que des îlots de tissu conjonctif qui remplissent les espaces portes se détachent des bandes plus ou moins épaisses et qui vont entourer, d'une façon complète ou partielle, un ou plusieurs lobules réunis en groupes. Ce tissu conjonctif périlobulaire présente la même structure que le précédent. Il est souvent formé de puissants faisceaux de fibres et présente fréquemment de nombreux noyaux embryonnaires vivement colorés en rouge.

A mesure qu'on se rapproche davantage des cellules hépatiques, on voit les faisceaux de ce tissu s'ouvrir souvent pour former des mailles allongées qui contiennent une ou plusieurs cellules hépatiques ou des débris cellulaires. Ces cellules ainsi emprisonnées présentent fréquemment toutes leurs attributions normales ; elles n'ont pas diminué de volume, leur protoplasma est très finement grenu, le noyau bien coloré et saillant. Mais le plus souvent ces cellules sont altérées, fortement granuleuses, diminuées de volume, à protoplasma ébréché sur ses bords et à noyau fortement vésiculeux ou même ne renfermant plus de noyau. Jamais dans ces interstices nous n'avons trouvé des cellules graisseuses, et jamais non plus nous n'avons pu saisir leur transformation en cellules embryonnaires comme l'ont indiqué MM. Kelsch et Wannebroucq.

c) Tissu conjonctif intra-lobulaire. — Les lobules hépatiques sont, pour la plupart, avons-nous dit, traversés par une ou plusieurs travées de tissu conjonctif. Or, sur nos coupes, ce tissu s'est présenté de deux manières, tantôt en étroite communication avec le tissu conjonctif périlobulaire, dont on peut dire qu'il émane, et tantôt tout à fait indépendant.

D'un point quelconque du bord interne de l'anneau conjonctif périlobulaire, on voit se détacher un rameau à base élargie et qui se propage à l'intérieur du lobule correspondant en suivant quelque espace intertrabiculaire et s'arrêtant ordinairement avant d'arriver à la veine centrale en se renflant à son extrémité. D'autres fois elle suit une marche curviligne et va isoler un fragment du reste du lobule; d'autres fois encore elle s'anastomose avec des ramifications venues des points opposés de tissu conjonctif périlobulaire et contribue au déchiquètement du lobule.

Ces prolongements intra-lobulaires sont ordinairement formés par des fibrilles conjonctives très fines, par des noyaux embryonnaires et renferment parfois quelque capillaire vasculaire.

Dans certains lobules, bien moins nombreux d'ailleurs, on ne voit pas la même disposition du tissu conjonctif. Le lobule est entouré de tout côté d'un anneau conjonctif, ou bien il ne l'est que sur certaines parties de sa périphérie. De ce tissu conjonctif périphérique on ne voit partir aucun prolongement intra-lobulaire, mais sur un point quelconque de sa surface on voit un amas arrondi de tissu conjonctif, au milieu des cellules hépatiques. Ces amas rappellent bien les extrémités renflées des prolongements intra-lobulaires et il est probable que c'est l'effet de la coupe qui ne nous montre dans certains lobules que l'extrémité renflée d'un prolongement venu de la périphérie.

C'est après avoir étudié l'aspect du parenchyme lui-même que nous analyserons les rapports entre les cellules hépatiques et le tissu conjonctif dont elles sont envahies.

d) Le parenchyme. — Ce qui frappe au prime-abord et essentiellement dans les lobules hépatiques c'est l'aspect normal des cellules dans les coupes provenant de toutes les parties de la glande. Les lobules sont réduits de volume, sont réunis par groupes et entourés de la même bande circulaire, traversés par des prolongements conjonctifs; ils conservent néanmoins une même disposition générale et leurs cellules ont toutes le même aspect normal. Cependant, sur quelques coupes nous avons trouvé çà et là, toujours en petit nombre, des lobules dont toute la structure est bouleversée et dont les cellules sont atteintes d'atrophie granuleuse, d'infiltration pigmentaire ou de bulles graisseuses. Nous examinerons chacune de ces variétés à part.

Quels que soient le volume et la forme du lobule, les cellules dont il est composé sont disposées deux à deux sur des travées rayonnantes allant vers la périphérie, et partant de l'orifice de la veine sus-hépatique lorsque cet orifice existe dans le lobule. Chaque rayon cellulaire est séparé de son voisin par un espace complètement vide. Ces espaces sont rayonnants comme les trabécules qu'ils séparent et leur largeur n'atteint pas tout à fait celle des travées.

Toutes les cellules présentent leur aspect polygonal bien délimité, et leur volume paraît plutôt dépasser la normale. (Nous avons, à ce sujet, examiné comparativement les cellules hépatiques provenant de foies sains et de foies atteints de diverses maladies, et nous avons été frappé de la différence de volume qui existait à la faveur des cellules du foie atteint de cirrhose hypertrophique que nous étudions.) Le protoplasma est finement grenu, coloré en rose par le carmin et ne présente nulle part des granulations vertes. Le noyau, en général unique, quelquefois double, est également augmenté de volume et bien coloré en rouge par le carmin. Nous voyons donc que, malgré la dilatation intertrabéculaire ni la forme, ni le volume des cellules n'ont été altérés.

Certains lobules en très petit nombre présentent la même disposition, mais leurs cellules, tout en conservant leur volume normal, sont imprégnées de pigment biliaire et sont tout à fait colorées en vert. C'est dans ces lobules qu'on trouve par places dans les espaces intertrabéculaires de petits blocs biliaires. C'est encore dans ces lobules qu'on trouve la disposition suivante : cinq à six cellules forment un cercle rappelant la coupe d'un canal glandulaire et entourant un orifice comblé de bile.

Sur quelques coupes on trouve un certain nombre de lobules dont les cellules, toutes ou en partie seulement, sont remplies de bulles de graisse sans qu'on puisse expliquer ce fait par un étranglement considérable de la périphérie lobulaire par du tissu conjonctif, celui-ci manquant souvent ou étant même peu développé autour de ces lobules.

Il nous reste enfin à décrire un dernier ordre de lobules que nous avons trouvés en très petit nombre, il est vrai, dans nos coupes. Le lobule ou le groupe de lobules dont il s'agit est bien délimité par une série de bandes conjonctives et dans son intérieur il n'y a plus trace de la structure primitive. Il ne forme p us qu'une trame de tissu conjonctif au milieu de laquelle se trouvent disséminées pêle-mêle des cellules atrophiées, réduites à la moitié, au tiers de leur volume normal, déformées, à protoplasma granuleux, rempli de pigment biliaire, avec ou sans noyaux. Par places, on observe de petits blocs biliaires et, chose curieuse, dans ces lobules si détériorés, nous n'avons jamais pu voir une cellule en dégénérescence graisseuse. Nulle part non plus nous n'avons vu des capillaires remplis de sang.

e) Rapports du parenchyme avec le tissu conjonctif péri ou intra-lobulaire. — Arrivés à la périphérie lobulaire, les travées cellulaires rencontrent le tissu conjonctif. Jusqu'au point de touche entre les deux éléments, les cellules conservent leur aspect décrit plus haut, c'est-à-dire qu'elles conservent leur aspect normal et ne présentent aucune dégénérescence ni granuleuse, ni graisseuse. Les plus rapprochées seulement du tissu conjonctif paraissent tassées par la compression. Nous avons déjà vu la disposition que présente le tissu conjonctif autour des lobules, les mailles qu'il forme et les cellules hépatiques que celles-ci renferment. Or, on peut expliquer la diminution de volume des lobules précisément par cette marche envahissante du tissu conjonctif. A mesure qu'il se développe, il entoure une ou plusieurs cellules qu'il soustrait au reste du lobule. Dans la cirrhose atrophique le même fait ne s'observe pas, dans cette affection du foie les lobules sont, dans leur grande majorité, entourés, comprimés, atrophiés en bloc par le tissu conjonctif annulaire qui les enserre.

Autour des prolongements conjonctifs intra-lobulaires les cellules hépatiques gardent parfois leurs caractères normaux, mais le plus souvent elles sont diminuées de volume et très granuleuses. Cette dégénérescence est surtout marquée autour des extrémités renflées des prolongements.

Cette observation nous paraît être un type de cirrhose hypertrophique avec ictère chronique, tant au point de vue clinique qu'anatomo-pathologique. Le gros volume du foie, son poids considérable, l'absence de tout obstacle au niveau des gros canaux biliaires, coïncident avec l'hypertrophie considérable du tissu conjonctif intra-hépatique d'une part et avec la périan-giocholite manifeste interlobulaire d'autre part. Ce que nous voulons faire ressortir dès maintenant dans cette observation, c'est l'état du parenchyme hépatique, d'abord, et ensuite les rapports de celui-ci avec le tissu conjonctif. Sur la presque totalité de son étendue, le parenchyme conserve sa disposition normale rayonnante, et les cellules n'ont pas seulement l'aspect de cellules normales avec leur forme polyédrique, leurs bords bien délimités, leurs noyaux conservés, mais encore elles paraissent augmentées de volume. Nous avons vu, en effet, que comparées à des cellules hépatiques normales ou à des cellules de foies atteints de diverses affections, elles paraissaient bien plus volumineuses que ces dernières. Sauf à la périphérie les cellules sont disposées par colonnettes séparées les unes des autres par des espaces moins larges que les colonnettes et vides ; par places seulement on voit dans ces espaces quelques cellules et un peu de bile. Il nous paraît que ces espaces sont constitués par les canalicules biliaires intra-hépatiques, et ce qui nous a confirmé dans cette opinion, c'est, comme on peut le voir sur la fig. 3 pl. 4 l'embouchure des canalicules interlobulaires dans ces espaces.

Pour ce qui concerne les rapports du tissu conjonctif hyperplasié avec les lobules hépatiques, nous avons vu que ces derniers en groupes ou isolés sont tantôt complètement entourés sans être pénétrés par ce tissu, tantôt et le plus souvent ils sont entourés, pénétrés par les travées conjonctives. Mais quel que soit le mode d'envahissement des lobules par le tissu conjonctif, les cellules hépatiques ne sont altérées que là où elles viennent directement en rapport avec lui. Là elles changent de forme, s'aplatissent, s'allongent, deviennent granuleuses, perdent leur noyau, se désagrègent et disparaissent.

Pour peu que les cellules ne soient pas en rapport direct avec le tissu conjonctif, elles gardent leur disposition et leurs qualités décrites plus haut. On ne peut donc pas dire qu'il s'agit ici d'une compression exercée sur les lobules par le tissu conjonctif ; celui-ci, au contraire, paraît ne gagner de terrain que par sa masse toujours croissante, la vitalité, peut-être exagérée des cellules, leur permettant de ne céder qu'une à une la place occupée.

Si les veines centrales manquent dans plusieurs lobules, nous avons montré qu'elles existaient cependant dans un grand nombre avec leur forme normale ou altérée, mais jamais elles ne présentaient de cercle conjonctif autour d'elles.

Enfin notons encore ceci, la franche prédominance du cercle conjonctif qui entoure les canalicules biliaires interlobulaires et le peu d'épaisseur de celui dans lequel est enchâssée la veine porte des mêmes espaces. Toutefois, relevons ce fait que la lumière de ces canalicules était le plus souvent perméable, quoique les cellules épithéliales qui les tapissaient aient été volumineuses et souvent en prolifération.

I

Etude macroscopique. — Nous allons étudier successivement *le foie*, principal intéressé dans la maladie qui nous occupe, puis les autres organes abdominaux qui présentent des lésions plus ou moins fréquentes.

C'est de l'augmentation constante du volume du foie que cette cirrhose a reçu le nom d'hypertrophique. Quelle que soit, en effet, l'époque de la maladie à laquelle le malade ait succombé, le foie a toujours été trouvé notablement hypertrophié. Dans une de nos observations, mort au bout de quinze mois ; dans une autre, au bout de neuf ans, dans un cas comme dans l'autre, le poids et le volume du foie dépassaient notablement la normale.

Le poids minimum que nos observations nous donnent est de

2200 gr. et le poids maximum de 4 kilogr. Si l'on rapproche ces chiffres du poids moyen des foies normaux qui est de 1450 gr. d'après Sappey, on voit que la différence est considérable.

L'hypertrophie du foie est générale, c'est-à dire qu'elle intéresse tout l'organe, ce qui explique la conservation de sa forme ordinaire ; le bord tranchant reste tel et n'offre pas les irrégularités de celui du foie atrophié. Cependant, il arrive qu'un lobe paraît plus hypertrophié que l'autre et les observations (10 et 13) fournissent des exemples où le lobe gauche semblait plus hypertrophié que le droit. Hâtons-nous d'ajouter que l'examen microscopique montre qu'il ne s'agit pas là d'une localisation partielle de la cirrhose, tout le viscère est pris.

L'aspect exérieur du foie est variable, sa surface convexe est le plus souvent couverte de fausses membranes plus ou moins épaisses qui cachent la couleur réelle et l'aspect du viscère. On a dit que la surface du foie était toujours lisse, et l'on a même expliqué ce fait par la disposition insulaire du tissu conjonctif hyperplasié. Si la surface du foie hypertrophié ne présente ordinairement pas les granulations et les mamelons du volume de ceux que l'on voit sur un foie atteint de cirrhose vulgaire, elle n'est cependant pas généralement tout à fait lisse ; elle est semée de granulations plus ou moins petites qui lui donnent souvent un aspect chagriné et, dans l'observation citée plus haut, on peut se convaincre que la surface du foie était même couverte de mamelons assez volumineux, qui simulaient de petits kystes. Les granulations sont de couleur variable; tantôt jaunâtres, tantôt brunes ou verdâtres et parfois même d'un vert très foncé. A côté de ces foies que la bile ne paraît imprégner que partiellement, on en voit qui sont complètement teints par elle, présentant une coloration générale vert olive ou vert épinard.

Lorsqu'on palpe ces foies on constate que leur consistance est accrue, qu'on ne peut pas les pénétrer avec le doigt ; ils sont durs ou élastiques et ils opposent une certaine résistance à la coupe.

Dans le hile du foie on peut s'assurer que les vaisseaux et les gros canaux biliaires ont une apparence normale, qu'il n'y a

pas d'obstacle à la circulation vasculaire, aucune obtruction à
l'écoulement biliaire. Les ganglions du hile ne sont pas tuméfiés.
(Dans une seule observation (n° XV), la seconde du mémoire de
M. Hayem, il est fait mention d'une notable tuméfaction de ces
ganglions ; or, pendant la vie, le malade a toujours eu les selles
colorées et l'examen microscopique ne montre ni dilatations des
canalicules biliaires, ni compression des cellules hépatiques,
pas même imprégnation biliaire de ces dernières. Basée sur ces
données et sur l'évolution de la maladie, nous n'avons pas cru
devoir éliminer cette observation du cadre des cirrhoses hypertrophiques.

La vésicule biliaire ne présente aucune lésion, elle renferme
une quantité plus ou moins grande de bile et jamais des calculs
ou des concrétions. Du côté du pancréas ou de l'ampoule de Vater,
on ne trouve pas non plus d'obstacle au flux biliaire.

La coupe d'un pareil foie présente tantôt une coloration verte
uniforme, tantôt l'aspect d'une mosaïque. De larges bandes
grises de tissu conjonctif la parcourent dans tous les sens, renfermant dans leurs mailles des lobules jaunâtres ou verdâtres,
ne faisant pas saillie au-dessus des tractus conjonctifs; au contraire, ils paraissent faire corps avec eux. Sur une pareille coupe
il s'écoule du sang et de la bile, les gros vaisseaux et canaux
biliaires paraissent normaux. L'examen chimique montre l'absence totale de dégénérescence amyloïde.

II

Examen microscopique. — L'examen avec un faible grossissement des coupes fines bien colorées, provenant de diverses
parties du foie cirrhotique montre que la lésion est systématiquement répandue dans toute l'étendue de l'organe. Partout
le tissu conjonctif, disposé en bandes de largeur variable, sil-
lonne le parenchyme, et sa coloration rouge intense tranche sur
celle des lobules qui sont compris dans ses larges mailles. Les
lobules, jaunes ou verdâtres, sont séparés les uns des autres par
des espaces conjonctifs plus ou moins étendus. Ils forment
comme des îlots de dimensions variables au milieu de l'abondante trame conjonctive, ils sont isolés ou réunis par groupes de

deux ou plus. Leur forme est aussi variable que leurs dimensions ; ils se présentent tantôt avec leur forme normale, tantôt ils sont réduits à de petits îlots arrondis, allongés, déchiquetés. La fig. 2 pl. 3 donne un tableau exact de ces différents aspects. La pièce provient comme toutes les autres du foie du malade de l'observation I et la coupe a porté sur un de ces îlots qui macroscopiquement simulaient un infarctus biliaire.

En augmentant le grossissement on peut examiner plus en détail cette disposition. Il est facile alors de constater que c'est dans les espaces portes que le tissu conjonctif forme surtout de larges îlots de forme irrégulière donnant issue par leurs extrémités à des prolongements qui vont s'insinuer entre les lobules et les séparer. Les bandes conjonctives qui passent de ces îlots portes se répartissent sur toute l'étendue hépatique s'anastomosant entre elles et formant de larges mailles au milieu desquelles se trouvent compris les lobules.

Chaque lobule ou chaque groupe lobulaire peut ainsi être entouré d'un cercle de tissu conjonctif sans être pénétré par celui-ci. La fig. 1 de la pl. 2 montre nettement ce fait qui a été d'ailleurs déjà relevé par M. Hanot dans sa thèse et sur laquelle Ackermann insiste également. Mais le plus souvent les lobules entourés par le tissu conjonctif sont en même temps pénétrés par lui. On voit se détacher du cercle périphérique un ou plusieurs rameaux conjonctifs, ordinairement un peu larges à leur base, se frayer un chemin entre les travées cellulaires en s'amincissant et s'arrêter à une distance plus ou moins rapprochée du centre lobulaire. Là il est fréquent de voir un lobule parcouru dans divers sens par plusieurs ramifications conjonctives qui s'anastomosent et fragmentent ainsi un lobule ou un groupe lobulaire (Voy. fig. 2 pl. 3). Il résulte alors une complète déformation du lobule qui paraît ébréché, ses contours ne sont plus arrondis, il est allongé, prend la forme d'un rein, etc.

Examinons maintenant de plus près chacun des deux éléments principaux du foie cirrhosé, le tissu conjonctif et le parenchyme.

Le tissu conjonctif hyperplasié est formé en dehors des lobules, de gros faisceaux de fibrilles bien colorées par le carmin, allongées et anastomosées entre elles. Par places ces fibrilles sont

interrompues ou couvertes par des amas plus ou moins considérables de petits noyaux embryonnaires, ronds, vivement colorés, brillants.

Souvent c'est surtout dans le voisinage des lobules que ces
amas nucléaires sont en plus grande abondance, mais on les
trouve également et irrégulièrement disséminés dans les espaces
portes. Ici, M. Hanot les a souvent observés autour des canalicules biliaires qui leur constituent comme des centres de formation. Dans leur trajet interlobulaire les faisceaux fibrillaires
s'ouvrent de place en place laissant voir une petite fente lymphatique. Ce tissu paraît plus ancien dans les espaces portes :
les faisceaux y sont épais et la transformation fibrillaire presque
complète. Au milieu de ce tissu on voit la veine porte flanquée
d'un ou plusieurs canalicules biliaires, et ces éléments attirent
l'attention.

On a vu dans notre observation, citée plus haut, combien les
canalicules biliaires des espaces portes se détachaient d'une part
par la coloration vive de leur épithélium et d'autre part par l'é-
paisseur de l'anneau fibreux qui entourait leurs parois.
(Voy. fig. 2 pl. 4.) Nous avons pu évaluer au moins au double
l'épaisseur de ces anneaux péricanaliculaires par rapport à ce
qu'elle est autour des veines portes. Celles-ci semblaient comme
enchâssées au milieu du tissu conjonctif qui ne paraissait pas
plus considérable autour d'elles que dans les parties environ-
nantes en dehors des canalicules biliaires.

Sur ce point notre observation concorde entièrement avec celle
de M. Hanot, et il nous semble que c'est là, en effet, comme l'a
vu notre éminent maître, un des éléments principaux du processus anatomique de la cirrhose hypertrophique. Mais tous les
auteurs n'acceptent pas ce fait comme entièrement prouvé.
Ackermann surtout, le seul des auteurs allemands qui ait publié
une observation authentique de cirrhose hypertrophique, complétée par un examen microscopique très soigné, n'a pas pu distinguer si les canalicules biliaires étaient entourés d'une couche
conjonctive plus épaisse que les veines portes. Par places on
peut voir des coupes longitudinales de ces canalicules interlobulaires; l'épaisseur de leur paroi, l'abondance du tissu con-

jonctif qui les entoure sont très remarquables. Ces canalicules sont tapissés de grosses cellules cylindriques fortement teintes par le carmin, à noyau bien visible ; elles sont implantées sur leurs parois respectives. Leur volume est souvent assez considérable pour ne laisser entre elles qu'une étroite lumière.

Parfois elles comblent complètement le calibre du canalicule. Sur certaines coupes, mais assez rarement, on observe des accumulations pigmentaires obstruant la lumière canaliculaire.

En dehors de ces canalicules de volume relativement considérable, le tissu conjonctif, hyperplasié dans toute son étendue, est parcouru d'un grand nombre de fins canalicules allongés, bien colorés par le carmin. Ces canalicules se ramifient, se dichotomisent, s'anastomosent entre eux formant des mailles plus ou moins larges, et on peut voir sur la fig. 3 pl. 4 qu'ils aboutissent souvent à la périphérie des lobules hépatiques, aux espaces qui séparent les travées cellulaires. M. Hanot les a vus s'y perdre en capillaires très ténues au sein de la zone fibrillaire qui empiète sur le lobule.

Les dimensions de ces canalicules varient de 0 millim. 01 à 0 millim. 03 ; ils sont formés par un épithélium aplati sur les plus petits capillaires, par un épithélium cubique sur les canalicules plus volumineux. Ces canalicules ne paraissent être formés que par leurs cellules qui sont tellement rapprochées qu'on a de la peine à distinguer une lumière entre elles.

Cependant sur des coupes transversales on voit un petit orifice circonscrit par trois à quatre cellules cubiques ; en outre, on voit parfois sur leurs coupes longitudinales des amas pigmentés qui écartent les cellules et démontrent l'existence d'une lumière. Il ne s'agit donc pas là de pseudo-canalicules.

Les derniers canalicules que nous venons de décrire ont joué un rôle important dans la cirrhose hypertrophique. Depuis leur découverte dans cette maladie par M. le professeur Cornil, ils ont été considérés tour à tour comme constituant son principal caractère anatomique et comme un élément tout à fait banal.

C'est en 1874 que M. Cornil publia son premier travail sur ce sujet dans les Archives de physiologie ; il montra que si l'on rencontre ces canalicules dans toutes les cirrhoses c'est particulièrement dans la cirrhose hypertrophique qu'on les voit en grande abondance. En 1875, à propos d'une présentation du Dr Martineau à la Société de médecine (séance du 25 juin), M. Cornil confirme de nouveau l'importance qu'il donne à ces canalicules dans la pathogénie de la cirrhose hypertrophique. » Cette lésion, dit-il, consiste dans un développement considérable du réseau des canalicules biliaires interlobulaires », et il en donne une description remarquable. Bientôt MM. Charcot et Gombault se rallient à cette idée et proclament également la prolifération des canalicules biliaires interlobulaires comme un des caractères anatomiques les plus importants de la cirrhose hypertrophique. Cependant, nous avons déjà vu que M. Cornil a observé cette prolifération dans d'autres cirrhoses. D'autres auteurs les ont également observés dans les maladies hépatiques les plus diverses. Ainsi Wagner (1), Winiwarter (2), Liebermeister (3), Ackermann (4), Litten (5), Brieger (6), A. Herfelder (7), Kiener Kelech (8), Morin (9), Friedlaender (10), Simmonds (11), Chrzonsczewshy (12) ont montré cette multiplication des canalicules biliaires dans tous les processus hépatiques interstitiels. Zenker (13), Waldeyer (14), Cornil (15), dans l'atrophie jaune

---

(1) Arch. d. Heilkl., 1862, p. 459.

(2) Wiener med. Jahrb., 1870, p. 256.

(3) Beitrage z. patholog. Anat u. Klinik der Leber Krankhesten 1864, p. 38.

(4) Virch. Arch., 1880, p. 435.

(5) Charité Annalen, 1878, p. 12.

(6) Virch. Arch., 1879, p. 88.

(7) Atlas de pathol., histol., fasc. 3.

(8) Arch. de physiol, 1876, p. 622 et 771.

(9) Dissert. Lausanne, 1876.

(10) Ueber Epithelwucherung u. Krebs. Strasbourg, 1877, p. 46.

(11) Deutsch. Arch. f. Klin. Mediz., 1880, p. 23.

(12) Virch. Arch. (chez Papoff), 1880, p. 531.

(13) Deutsch. Archiv. f. Kl. Med., 1872, p. 166.

(14) Virch. Arch., 1882, p. 561.

(15) Arch. de Phys , 1872 p. 402.

aiguë et dans la dégénérescence phosphorée du foie ; Mangelsdorf (1) dit avoir vu cette prolifération canaliculaire dans toutes les cirrhoses alcooliques qu'il a pu examiner, dans la cirrhose syphilitique, dans la cirrhose qui accompagne la péritonite tuberculeuse et dans l'atrophie hépatique par compression. Nous pouvons ajouter que sur un grand nombre de préparations de cirrhose vulgaire nous avons vu ces canalicules en assez grand nombre, au milieu du tissu conjonctif hyperplasié ; toutefois il nous a paru qu'ils y étaient moins nombreux que dans la cirrhose hypertrophique.

A ces observations pathologiques s'ajoute une donnée expérimentale fort intéressante obtenue par le Dr Neisser à Leipzig. En injectant une goutte d'une solution phéniquée dans le parenchyme hépatique, il y donna lieu à des foyers d'inflammations aseptiques ; or, les canalicules biliaires étaient toujours nombreux dans ces foyers inflammatoires et dans le tissu environnant.

Que faut-il en conclure ? quel est le rôle qui revient à ces canalicules dans la pathogénie de la cirrhose hypertrophique ? Avant de discuter ce point il serait utile, à notre avis, de chercher à étudier la question de leur provenance. S'agit-il là de canalicules de nouvelle formation ou seulement de canalicules préexistants mis en évidence par l'inflammation des tissus voisins ?

Sur un foie normal on ne voit pas ces canalicules ; aussi lorsque M. Cornil (loco cit.) les eut découverts dans un foie atteint d'atrophie jaune aiguë et ensuite dans les diverses cirrhoses, chercha-t-il à expliquer leur origine et une des premières hypothèses qu'il émit était qu'il s'agissait tout simplement de canaux normaux rendus visibles par l'atrophie des parties qui les entouraient. « On peut faire cette supposition, ajoute l'éminent anatomo-pathologiste, tant qu'on ne connaîtra pas plus exactement leur structure à l'état normal chez l'homme. On peut supposer aussi que les canaux préexistants, n'étant plus maintenus par les parties voisines et siégeant, au commence-

(1) Deutsch. Arch. f. Kl. Med. 1882, p. 561.

ment de la cirrhose, dans un tissu embryonnaire, se laissent distendre et, plus tard, sont tapissés par une extension de l'épithélium qui existe normalement dans les canaux extralobulaires avec lesquels ils communiquent. »

En somme, suivant le professeur Cornil, des canalicules trop fins pour être distingués à l'état normal sont mis en évidence soit par le travail irritatif qui s'opère dans l'organe malade, soit par la disparition des cellules hépatiques entre lesquelles ils se trouvent et qui les cachaient.

Mais il restait un point obscur dans cette explication. En effet, ce qui distingue les canalicules extra-lobulaires des canalicules intra-lobulaires, c'est que les premiers sont tapissés par un épithélium cubique, tandis que les seconds sont réduits à l'état de petites fentes tapissées peut-être d'un épithélium plat (suivant Legros). Pour expliquer la transformation subie par ces canalicules dans les cas pathologiques, M. Cornil pense que l'épithélium normal des canalicules extra-lobulaires se propage aux canalicules intra-lobulaires avec lesquels ils sont en communication directe. MM. Charcot et Ranvier, ayant examiné les préparations de M. Cornil, émirent l'hypothèse que ces canaux pourraient bien être des bourgeonnements des canaux extra-lobulaires produits sous l'influence de l'inflammation chronique dans la cirrhose. Si cette hypothèse paraît plausible pour les cas où le travail anatomique évolue lentement, il est difficile de l'admettre pour les cas, comme l'atrophie jaune aiguë, dont l'évolution est trop rapide pour que des bourgeons de cette nature puissent se développer.

L'hypothèse première de M. Cornil paraissait donc la plus probable pour expliquer la génèse de ces canalicules, lorsque MM. Charcot et Gombault (1) firent en 1876 leurs célèbres expériences en liant le canal cholédoque sur des animaux. A côté des différentes altérations obtenues et que nous aurons l'occasion d'examiner dans un autre chapitre de notre travail, ils observèrent également un riche réseau canaliculaire à épithélium cubique. Or, sur certains endroits, à la périphérie des

____

(1) Arch. de Physiologie, 1876, p. 290.

lobules, les auteurs purent voir : 1° une continuation directe d'une travée cellulaire avec un canalicule, continuation habituellement brusque et parfois graduelle, la cellule hépatique s'atrophiant progressivement jusqu'à prendre l'aspect d'une cellule épithéliale biliaire ; 2° un abouchement d'un de ces canalicules, extra-lobulaires avec un canalicule intra-lobulaire ; tous ces canalicules ayant d'ailleurs un épithélium cubique. Rapprochant alors ces faits de quelques autres, comme l'absence des canalicules dans les espaces portes à côté des gros canaux biliaires, leur calibre inférieur, les mailles anastomotiques qu'ils forment, Charcot et Gombault pensèrent que l'état flexueux des canaux préexistants ne pouvait entrer dans la production du phénomène que comme élément accessoire et furent conduits à admettre que ces canalicules seraient de nouvelle formation et pourvus d'un épithélium. Ils rejetèrent donc également l'hypothèse de la naissance de ces canalicules par bourgeonnement. Pour ce qui concerne la provenance de l'épithélium, ils admettent deux opinions. Dans la première, l'irritation formative des canalicules pourvus d'épithélium se propagerait de proche en proche jusqu'à ceux qui en sont dépourvus. Dans la seconde il s'agirait d'une transformation sur place de la cellule hépatique elle-même.

Cette dernière opinion fit rapidement son chemin, et, ce qui n'est encore qu'hypothèse pour Charcot et Gombault ne tarde pas à être proclamé fait par deux observateurs distingués, MM. Kiener et Kelsch (1). En effet, peu après le travail des premiers apparaît dans le même volume des Archives de physiologie la note de ces auteurs sur la « néoformation de canalicules biliaires dans l'hépatite ». Ils ont observé les canalicules biliaires de nouvelle formation dans six cas d'inflammation interstitielle du foie associée à diverses altérations du parenchyme, adénome, hypertrophie nodulaire, inflammation diffuse. Ces auteurs, comme on le voit, considèrent *a priori*, ces canalicules comme étant de nouvelle formation : ce qu'ils cherchent c'est à expliquer leur développement. Sur plusieurs de leurs planches, dessinées

(1) Arch. de Physiologie, 1876, p. 777.

par Kiener, on voit dans les lobules envahis par le tissu conjonctif, les travées cellulaires remplacées par des colonnettes qui ne sont autres que des canalicules biliaires et, à un fort grossissement, on peut les voir se continuer à plein canal avec des tronçons de trabécules hépatiques épargnés par la cirrhose. La transformation des cellules hépatiques en cellules biliaires est progressive et serait préparée, suivant Kiener et Kelsch, par la prolifération des cellules hépatiques accompagnée de l'atrophie de leur protoplasma.

Quoi qu'il en soit de cette explication pathogénique, retenons le fait de la démonstration directe de la transformation des travées hépatiques en canalicules biliaires, qui rétablit ainsi l'ancienne opinion de Klebs pour qui les canalicules n'étaient formés que d'anciennes cellules hépatiques altérées. A l'opinion de Kiener et Kelsch adhère bientôt Charcot (1), quoique dans un mémoire antérieur en collaboration avec Gombault (2), cet auteur, étudiant plusieurs cas de cirrhose hypertrophique, dit textuellement : « A mesure qu'on s'approche de la substance hépatique, le calibre de ces vaisseaux va en diminuant et on finit par les perdre au contact des cellules du foie (3) ». Brieger se prononce également en faveur de l'opinion de Kiener et Kelsch pour ce qui touche à l'hépatite insterstitielle, admettant d'ailleurs que ces canalicules reconnaissent des modes de développement variables dans les différentes autres affections hépatiques où on les trouve.

La néoformation des canalicules est donc ainsi, non seulement admise, mais encore expliquée. D'ailleurs, l'élément sécréteur du foie transformé en canalicule excréteur, rapproche le trabécule hépatique de la forme qu'il revêt chez certains vertébrés inférieurs (il est vrai que cette ressemblance n'est obtenue, chez l'homme, que sous l'influence de troubles pathologiques graves), et l'inflammation comme un réactif physiologique paraît

(1) Des cirrhoses viscérales épithéliales en général. Progrès médical, 1878, p. 81.

(2) Arch. de Physiol., 1876, p. 471.

(3) Loc. cit., p. 100.

.mettre en évidence l'élément tubulé constitutif de la glande, méconnaissable à l'état normal (Kiener et Kelsch, loc. cit., p. 792).

Voyons maintenant jusqu'à quel point il est permis de généraliser ce mode pathogénique des canalicules biliaires. Et tout d'abord n'oublions pas que, dans les mêmes préparations de Charcot et Gombault et de Kiéner et Kelsch on ne voit pas seulement des trabécules hépatiques se continuer directement avec les canalicules biliaires, dits de nouvelle formation, on y voit encore des canalicules tout à fait semblables s'aboucher directement avec les canalicules intra-lobulaires. Il y aurait donc même dans ces cas à admettre deux modes de développement pour les canalicules biliaires, les uns aux dépens des cellules hépatiques et les autres par dilatation des canalicules intralobulaires. Pour ces canalicules ainsi complètement indépendants des cellules hépatiques, qu'on peut voir très nettement (p. ex. sur notre fig. 3 pl. 4), serpenter dans le tissu conjonctif intralobulaire et venir franchement s'aboucher avec les espaces intercellulaires MM. Kiener et Kelsch, s'abstiennent de donner une explication pathogénique. Ces auteurs se bornent à exclure tout autre mode de développement des canalicules, au profit de celui par transformation sur place de la cellule hépatique qu'il leur a été donné d'observer. Toutefois, après avoir établi anatomiquement la transformation de la cellule hépatique, ces auteurs, examinant les modifications subies par les divers tissus du foie, dans les processus complexes où ils sont intéressés, montrent que les lobules peuvent subir non pas une, mais plusieurs altérations. En effet, sur leurs coupes, ils ont pu constater : 1°) que certains lobules ont été tellement atrophiés par le tissu conjonctif hyperplasié, qu'il n'en reste pas trace. 2°) Certains autres lobules ont subi la dégénérescence pigmentaire et ont fini par être résorbés. 3°) D'autres enfin, et les plus nombreux, se transforment en canalicules biliaires. Les auteurs ne disent pas si autour des lobules dégénérés ils ont vu des canalicules biliaires, mais les faits sont nombreux qui répondent affirmativement à cette question.

Sur nos préparations de cirrhose atrophique graisseuse, d'ictère grave, etc., nous avons souvent vu des canalicules biliaires autour de lobules complètement atrophiés, graisseux. Il n'est donc pas possible d'admettre pour ces canalicules, la même pathogénie que pour ceux que les auteurs ont vu provenir directement des cellules hépatiques.

D'autre part cette transformation si complexe des cellules hépatiques en cellules biliaires suppose un travail lent, progressif, et cependant on observe les canalicules biliaires dans les affections aiguës du foie comme l'ictère grave essentiel, la dégénérescence phosphorée et dans les inflammations expérimentales qui évoluent très rapidement. En outre, ces affections sont caractérisées par une lésion spéciale des cellules hépatiques ; celles-ci subissent la dégénérescence graisseuse, et non pas cette prolifération que Kiéner et Kelsch ont observée comme une phase primitive de la formation des canalicules. De sorte que si, dans certains cas les canalicules biliaires sont de nouvelle formation et reconnaissent le mode de développement que leur assignent ces auteurs, certes, cette explication ne peut être généralisée pour tous les cas où on les rencontre, et nous ajouterons même qu'elle n'est pas valable pour la majorité des cas. La fréquence de ces canalicules dans toutes les affections hépatiques quelle qu'en soit la nature, leurs rapports directs avec les canaux biliaires des espaces portes, et avec les canalicules intra-lobulaires, nous conduiraient plutôt à les considérer comme d'anciens canalicules mis en évidence soit par le retrait des lobules hépatiques, soit par l'inflammation du tissu conjonctif au milieu duquel ils se trouvent. Et pour ce qui concerne spécialement la cirrhose hypertrophique, ils peuvent participer aux lésions dont les canaux biliaires sont le siège dans cette maladie, et ce qui le prouve c'est la prolifération de leur épithélium qu'on observe dans certains endroits, et les concrétions biliaires (voy. fig. 3, pl. 4). qui s'arrêtent par ci, par là dans leur intérieur.

De la longue discussion dans laquelle nous sommes entré, à propos de la génèse des canalicules biliaires se dégage encore un fait, qui nous permettra d'établir le rôle de ces canalicules dans la cirrhose hypertrophique. En effet, loin d'être l'apanage exclusif de la cirrhose hypertrophique, ces canalicules se voient trop fréquemment dans les autres affections, pour qu'on puisse leur assigner un rôle prépondérant dans le processus pathologique que nous étudions. Ils se montrent ici comme là sous l'influence des mêmes causes, et ils ne peuvent nullement servir comme caractère distinctif. Bien autrement importantes nous paraissent les lésions que présentent les canaux biliaires portes, les canalicules de moyen calibre dans la cirrhose hypertrophique. M. Hanot a insisté avec raison, croyons-nous, sur les signes de catarrhe dont ils sont le siège, et sur l'hyperplasie conjonctive considérable qui se forme autour d'eux. Dans ses préparations comme dans les nôtres, ces lésions étaient frappantes.

A côté des canalicules biliaires les veines portes gardent leur aspect normal et Ackermann a pu constater qu'une injection de bleu de Prusse, poussée dans le tronc de la veine porte, pénétrait dans leurs branches interlobulaires, et de là directement dans les veines sus-hépatiques. Les communications entre les deux systèmes veineux, ne sont donc aucunement interrompues dans la cirrhose hypertrophique.

Les artères hépatiques ne sont guère modifiées, et quant aux vaisseaux lymphatiques, nous avons vu qu'ils se présentent sous forme de petites fentes par ci par là au milieu du tissu conjonctif.

III

Dans ce qui précède nous avons examiné le tissu conjonctif interlobulaire et les organes qu'il renferme; il nous faut maintenant le poursuivre autour et dans l'intérieur des lobules hépatiques et voir les modifications que ces derniers subissent.

De la masse de tissu conjonctif qui forme comme un gros îlot dans chaque espace porte se détachant des bandes plus ou moins épaisses, qui vont s'intercaler dans les fissures qui séparent les lobules les uns des autres, ou un groupe lobulaire d'un autre. Ces bandes entourent les lobules et s'interrompent sou-

vent dans leur course pour envoyer un, deux ou plusieurs pro
longements dans leur intérieur. Il résulte que ceux-ci sont tantôt complètement cerclés, tantôt ébréchés, sillonnés, déformés
selon la disposition du tissu conjonctif voisin. Celui-ci ne paraît
pas suivre une route systématique ; on peut dire qu'il est hyperplasié d'une manière diffuse, qu'il entoure un ou plusieurs
lobules à la fois, et que s'il est souvent intra et extra-lobulaire,
il reste souvent limité strictement à la périphérie du lobule
(fig. 1, pl. 2).

La structure est celle du tissu conjonctif des espaces portes,
il paraît seulement plus riche en noyaux embryonnaires. Les
prolongements qu'il envoie dans l'intérieur des lobules, présentent la même structure, ils sont ordinairement peu épais et
renferment souvent un capillaire de chaque ordre, biliaire et
sanguin. Leur disposition dans l'intérieur des lobules est très
variable ; ils s'arrêtent le plus souvent en se renflant avant d'arriver jusqu'à la veine centrale ; d'autres fois ces prolongements
se recourbent, vont s'anastomoser avec un prolongement voisin
et déterminent ainsi un fragment du lobule. C'est par ce mécanisme, il nous semble, que doit s'expliquer l'absence fréquente
de la veine centrale au milieu des lobules, et la présence de
cette veine en dehors des lobules ; ces lobules sans veine centrale n'étant autres que des fragments lobulaires agglomérés.

Par suite de l'envahissement du tissu conjonctif, la forme des
lobules hépatiques a beaucoup changé, comme nous l'avons vu
et leur volume s'est également très modifié. Les lobules sont le
plus souvent réduits dans leurs dimensions, qu'ils soient isolés
ou pris en groupes, tous, sans exception ayant eu à subir l'attaque du tissu conjonctif. Mais ce qui est tout à fait frappant,
c'est la conservation presque générale de l'aspect normal des
cellules et des travées hépatiques. Ce fait n'avait pas échappé
aux premiers auteurs qui ont écrit sur ce sujet, et ils ont pu
constater la rareté de la dégénérescence graisseuse, et nous
pouvons même ajouter la rareté de la dégénérescence pigmentaire dans l'intérieur de ces cellules.

Un grand nombre des lobules hépatiques, ne présentent pas
de veine centrale, d'autres en renfermant une, et elle occupe

tantôt leur centre, tantôt un point quelconque de leur surface. La veine centrale est immédiatement en contact avec les cellules hépatiques, il n'y a que rarement du tissu conjonctif autour d'elle, et son orifice est tantôt arrondi comme à l'état normal, tantôt allongé ou irrégulier.

Quels que soient la forme et le volume du plus grand nombre des lobules, les cellules hépatiques sont ordinairement disposées sur deux rangées longitudinales formant des trabécules qui rayonnent du centre à la périphérie. Entre chaque rangée cellulaire on voit un espace libre qui lui est parallèle, plus étroit généralement que le trabécule. Dans ces espaces on voit parfois quelque cellule aplatie, allongée, ou quelque amas pigmentaire, mais les cellules hépatiques qui les bordent ne sont nullement changées, ni dans leur forme ni dans leur volume.

Les cellules hépatiques gardent leur forme polyédrique, leur volume et leur noyau sur toute l'étendue de la travée dont elles font partie ; mais au niveau même où elles arrivent en contact avec le tissu conjonctif elles se rapetissent, s'arrondissent, perdent leur noyau, se fragmentent et finissent par disparaître. A leur niveau, le tissu conjonctif entr'ouvre ses fibres, les enlace une par une et les atrophie en les étreignant. Dans tout le reste du lobule, la cellule se teint bien par le carmin, le noyau ressort admirablement, le protoplasma est finement granulé et les contours cellulaires sont nettement délimités.

Quel est le volume réel des cellules hépatiques dans la cirrhose hypertrophique, ou au moins dans une certaine phase d'évolution de cette maladie ? Cette question s'est imposée à nous lorsque nous étudiions les préparations provenant du foie du malade dont nous avons relaté plus haut l'observation. En effet, les dimensions de ces cellules nous paraissaient dépasser notablement celui des cellules hépatiques ordinaires et en les comparant ensuite à des cellules de foies normaux et de foies pathologiques, nous avons pu constater une notable différence en faveur des cellules de la cirrhose hypertrophique. Ce n'est pas seulement le volume dans son ensemble, mais aussi celui des noyaux qui était augmenté ; nous n'avons trouvé que rarement deux noyaux dans une cellule.

En parcourant les observations de cirrhose hypertrophique dans lesquelles les cellules ont été examinées de près, nous voyons que presque partout il est dit que ces cellules avaient conservé leur volume et leur aspect normaux. Dans son cas, Ackermann a remarqué plutôt une diminution du volume des cellules hépatiques surtout là où elles viennent en contact avec le tissu conjonctif; mais, ajoute-t-il, elles conservent leur disposition trabéculaire radiée, leur protoplasma ne renferme nulle part trace de graisse. Dans ses deux observations, M. le professeur Hayem relève le fait que, malgré des lésions étendues du tissu interstitiel les cellules hépatiques n'avaient subi aucune dégénération. Même un certain nombre de lobules paraissaient très volumineux et formés de trabécules cellulaires d'une richesse véritablement remarquable en cellules. M. Hanot constata non seulement l'état normal de la plupart des cellules mais encore les espaces qui séparaient les travées et dans lesquels il vit par places des accumulations pigmentaires. L'état intact des cellules paraît être, à cet éminent observateur, l'état ordinaire des cellules hépatiques dans la cirrhose hypertrophique, et si elles deviennent graisseuses, ce n'est que dans la période ultime de la maladie.

Retenons donc ce fait d'une hyperplasie conjonctive considérable contrastant avec un état hyperplasié ou normal des cellules hépatiques n'ayant pas de tendance à s'infiltrer de graisse ni de pigment biliaire.

Dans notre observation nous avons vu un certain nombre de lobules au milieu d'autres dont la structure était complètement bouleversée; tout le lobule envahi par du tissu conjonctif ne renferme plus que quelques cellules hépatiques ou plutôt leurs débris. Ces cellules sont aplaties, allongées, infiltrées de pigment sans noyau et par-ci par-là au milieu d'elles on voit un amas biliaire. Si l'on examine l'espace porte correspondant à ces lobules, on observe souvent des concrétions dans les canalicules biliaires. Ces lobules épars paraissent donc détruits par la stagnation de la bile en amont de l'obstacle dans les canalicules excréteurs. Bien peu de lobules hépatiques présentaient quelques groupes cellulaires infiltrés de graisse à côté des cellules parfaitement saines.

Ce sur quoi nous désirons attirer encore un peu l'attention, c'est l'état manifestement hypertrophié des cellules hépatiques de notre observation et la dilatation des espaces intertrabéculaires qui ne sont autres évidemment que des canalicules biliaires intra-lobulaires dilatés, comme le prouvent les amas biliaires qu'on observe par places dans leur intérieur. Nous avons vu, en effet, qu'il s'agissait dans cette observation d'un jeune homme atteint d'ictère depuis quatre ans, que son état général était satisfaisant et qu'il n'entra à l'hôpital que pour se débarrasser de son ictère. Une pneumonie *à frigore* survient et il succombe au bout de peu de temps. Le processus anatomo-pathologique de son foie nous semble donc surpris en pleine évolution, le tissu conjonctif est très hyperplasié, il est cependant encore jeune surtout au niveau des lobules; ceux-ci plus ou moins déformés présentent néanmoins en grande majorité leur disposition normale et de plus leurs cellules sont notablement augmentées de volume et les espaces biliaires dilatés. Ce qui est frappant c'est précisément cette conservation de la forme et du volume des cellules à côté des canaux dilatés, la compression exercée par ces derniers ne retentissant pas sur les premiers. Comment expliquer ce phénomène ? La dilatation des canalicules intra-lobulaires ne s'explique pas par l'obstruction des canaux inter-lobulaires; nous avons vu en effet que si ceux-ci sont le siège de lésions intra et extra-canaliculaires, leur calibre au moins pour la plupart, n'est pas obstrué, et l'écoulement biliaire ne rencontre pas l'obstacle (la clinique confirme ce fait important). Cette opinion paraît corroborée par la destruction des lobules là où les canalicules intra et extra-lobulaires sont obstrués par des amas de pigment ou des proliférations cellulaires. Pour que les canalicules intra-lobulaires soient dilatés, il faut donc admettre qu'ils ont été dilatés activement, ayant à charrier des quantités notables de bile, laquelle trouvant les voies libres pour son écoulement, ne stagne pas et n'exerce pas par conséquent de compression sur les cellules hépatiques. D'autre part, l'hypertrophie des cellules, leur aspect normal l'absence de toute infiltration graisseuse et pigmentaire prouvent leur parfaite vitalité et probablement même une vitalité exubérante. Les cellules hépatiques ne subissent d'altération que là où elles viennent en contact avec le tissu conjonctif, c'est-à-dire à la périphérie des lobules et sur les bords des prolongements conjonctifs intra-lobulaires. Mais le tissu conjonctif même là où il enserre un lobule tout entier ou un fragment de lobule n'agit pas sur la masse entière des cellules. On ne voit pas ici cette dégénérescence graisseuse de toute ou de la plus grande partie du lobule comme par exemple dans la cirrhose atrophique ; le tissu conjonctif n'envahit que progressivement les lobules, il ne diminue leur volume qu'en prenant une à une les cellules de la périphérie ou des rebords de ces prolongements intra-lobulaires. On dirait qu'il y a là une véritable lutte pour l'existence entre les cellules hépatiques pleines de vie et de force et le tissu conjonctif hyperplasié qui ne prend le dessus que péniblement et grâce aux renforts que lui fournit sa prodigieuse prolifération.

Dans ce qui précède nous voyons donc le foie de la cirrhose hypertrophique constitué par deux éléments également importants : le parenchyme avec ses cellules hypertrophiées ou au moins normales et le tissu conjonctif considérablement hyperplasié. Reste maintenant à savoir auquel de ces deux éléments doit être attribuée l'hypermégalie hépatique qui est un caractère anatomique dominant de la cirrhose hypertrophique et qui persiste depuis le début jusqu'à la fin de la maladie ? Nous nous réservons de discuter cette question en détail dans notre chapitre de pathogénie, mais relevons dès maintenant le fait que le tissu conjonctif ne présente pas ici des caractères différents de ceux qu'il présente dans la cirrhose vulgaire. Constitué par des cellules, des noyaux embryonnaires et par des fibres de plus en plus épaisses, il subit toutes les modifications du tissu conjonctif irrité et en voie de prolifération, c'est-à-dire qu'il passe de la phase embryonnaire à la phase adulte fibreuse. Il se rétracte, car il donne également lieu à des saillies acineuses quoique moins saillantes que dans la cirrhose de Laennec. Si malgré cela le foie ne diminue pas de volume, il est logique d'admettre, ce nous semble, que l'hypertrophie hépatique n'est pas due à l'hyperplasie du tissu conjonctif et à notre avis l'état du parenchyme hépatique, la dilatation des canalicules intra-lobulaires expliquera mieux l'hypermégalie hépatique et la persistance de cette hypermégalie.

IV

Avant de nous résumer sur les caractères des lésions macroscopiques et histologiques du foie de la cirrhose hypertrophique et de voir s'ils peuvent servir de base à un diagnostic anatomo-pathologique, il nous faut passer en revue un certain nombre de lésions qu'on rencontre avec une plus ou moins grande fréquence dans le courant de cette maladie.

Toutes ces lésions accessoires ont l'abdomen pour siège et celles qu'on rencontre le plus souvent sont la péritonite et l'hypertrophie de la rate.

La péritonite n'a manqué que quatre fois dans nos observations ; elle est le plus souvent limitée à la surface convexe du foie, parfois elle envahit toute la séreuse et se prolonge même dans les diverticules lorsqu'ils font hernie, comme le montre l'observation XIII du travail de M. Hanot.

La périhépatite se présente souvent sous forme d'un épaississement considérable de la séreuse hépatique recouverte de fausses membranes épaisses qui relient l'organe au diaphragme et aux parties voisines ; quelquefois tout le foie est enveloppé d'une coque de fausses membranes et il est fortement adhérent aux autres organes. Dans certains cas, les fausses membranes sont molles, minces, signe d'une poussée inflammatoire récente et ordinairement alors la péritonite est généralisée à toute la séreuse. Les fausses membranes épaisses que présentait le péritoine dans l'observation de M. Hanot citée plus haut et dans la première observation de M. Hayem étaient richement vascularisés et ce dernier auteur les considère comme une source nouvelle de circulation dérivative.

La rate est toujours volumineuse dans la cirrhose hypertrophique, elle a atteint dans un cas jusqu'à 1.300 grammes. Sa forme n'est ordinairement pas modifiée et sa surface est souvent recouverte de fausses membranes. Le tissu parenchymateux a été trouvé tantôt mou, tantôt dur, cirrhosé.

Les reins sont souvent congestionnés, augmentés de volume et leur coupe est verdâtre, ce qui est dû au pigment biliaire qu'ils sont chargés d'éliminer avec les urines.

Le tube digestif ne présente rien d'anormal, notons seulement que l'ampoule de Vater a toujours été trouvée perméable. Dans l'observation de d'Espine, la muqueuse stomacale se distingue par le grand nombre d'ecchymoses dont elle était semée. Dans aucune de nos observations, on n'a pu remarquer une dilatation des veines œsophagiennes.

Quant aux lésions d'autres organes, elles sont tout à fait secondaires, étant accidentelles et il nous paraît inutile de nous y arrêter.

V

En résumé, le foie de la forme de cirrhose hypertrophique que nous étudions présente comme caractères macroscopiques : une hypertrophie considérable tout en conservant sa forme ordinaire, l'absence de tout obstacle à l'écoulement biliaire tout le long des canaux biliaires de gros calibre.

Au point de vue microscopique le caractère dominant de cette cirrhose est le contraste qui existe entre l'hyperplasie conjonctive diffuse et très abondante et l'hypertrophie avec conservation parfaite de la plupart des cellules hépatiques, qui n'ont de tendance à subir ni la dégénérescence graisseuse, ni à s'infiltrer de pigment biliaire. A ce principal caractère, il faut ajouter l'angiocholite et la périangiocholite constantes des canalicules biliaires de petit et moyen calibre.

VI

Voyons maintenant si cette base histologique suffit pour permettre le *diagnostic anatomique* entre notre cirrhose hypertrophique et les autres cirrhoses accompagnées d'ictère.

A) Il serait à peine nécessaire de nous arrêter à la cirrhose vulgaire de Laennec, si la cirrhose hypertrophique n'avait pas été considérée comme sa phase initiale. Pour ce qui concerne la cirrhose vulgaire atrophique proprement dite, sa coupe microscopique est tellement caractéristique que, pendant très longtemps, l'exactitude du schéma qu'en avait tracé M. le professeur Charcot n'était presque pas contestée. En effet, la disposition bien circulaire du tissu conjonctif hypertrophié autour des lobules, la séparation nette de ce tissu des cellules hépatiques, le tassement, l'atrophie et la dégénérescence de ces dernières, la prédominance de la périphlébite dans les espaces portes suffisent dans la majorité des cas pour faire reconnaître l'affection en question.

Quelquefois, cependant, on est embarrassé, car, si la limitation de la néoformation conjonctive à la périphérie des lobules est prédominante dans la cirrhose atrophique, il est démontré aujourd'hui qu'elle peut pénétrer dans l'intérieur des lobules. D'autre part, dans la cirrhose hypertrophique, il n'est pas rare de voir de nombreux lobules qui ne présentent pas trace de tissu conjonctif dans leur intérieur, ils n'en sont qu'entourés. Et enfin la présence de nombreux canalicules biliaires dans le tissu conjonctif hyperplasié de la cirrhose vulgaire fait tomber cette barrière élevée entre elle et la cirrhose hypertrophique.

Comment alors se reconnaître dans de pareils cas? A notre sens par l'examen des celulles hépatiques. Dans la cirrhose atrophique, on voit qu'elles sont tassées, ne laissant aucun espace libre entre leurs travées; la plupart d'entre elles sont atrophiées, allongées, infiltrées de graisse et de pigment biliaire. Si beaucoup peuvent encore présenter leur aspect normal, il est cependant rare de trouver un lobule dans lequel la plupart des cellules ne soient altérées. Dans la cirrhose hypertrophique, c'est le contraire qu'on observe et c'est là, croyons-nous, la véritable différence histologique entre les deux cirrhoses.

Dans la cirrhose vulgaire, la prolifération du tisssu conjonctif étant un caractère majeur, les auteurs ont pensé qu'avant de se rétracter, ce tissu s'ajoutant au parenchyme, devait donner lieu à une phase d'augmentation de toute la glande. En Allemagne, cette idée est très répandue et nous avons vu dans l'historique que des auteurs comme Kindfleisch, Birch-Hirschfeld, Litten, Brieger, etc., ne considéraient la cirrhose hypertrophique que comme la phase initiale de la cirrhose vulgaire. Ils rejettent complètement la séparation des deux affections, malgré les différences cliniques et anatomo-pathologiques que les observations de P. Olivier, Charcot, Hanot mettent si bien en relief. La prolifération du tissu conjonctif, la tendance à la rétraction que tout tissu conjonctif nouvellement formé possède, rendent très plausible l'opinion d'une phase hypertrophique primitive de la cirrhose vulgaire. Cependant les auteurs ne sont pas tous d'accord sur ce point. Ainsi, M. le professeur Charcot (1) faisant allusion à cette phase primitive, rappelle que Bright (2) a été un des premiers à émettre cette opinion en 1836. Cet auteur aurait pu constater plusieurs fois cliniquement l'hypertrophie au début d'une cirrhose et son atrophie à la fin. M. Charcot engage cependant à être circonspect sur l'interprétation des cas de gros foie qu'on publie sous le nom de phase primitive de cirrhose atrophique, aujourd'hui que l'existence de la cirrhose hypertrophique avec ictère est bien démontrée.

Les professeurs Cornil et Ranvier (3) s'expriment à ce sujet de la façon suivante : Dans l'état actuel de la science, sans nier la propriété rétractile du tissu fibreux, on ne peut pas admettre sans conteste la transformation d'une variété de cirrhose dans une autre et en particulier le passage de la cirrhose hypertrophique à la cirrhose atrophique !

En parcourant la littérature pour chercher des cas authentiques de cette première phase de la cirrhose vulgaire, nous avons pu constater qu'elle échappe ordinairement ; car, lorsqu'on diagnostique cette cirrhose, son appareil symptomatique caractéristique est établi, le malade marche rapidement vers la mort et à l'autopsie on trouve un petit foie.

On a cependant publié des observations de gros foie portant

---

(1) Leçons sur les mal. de foie et des reins, 1882, p. 225.
(2) Guy's Hosp. Reports, t. I, 1836.
(3) Leur Manuel, 1884, t. II, p. 438.

l'étiquette de « première phase de cirrhose atrophique. » Ces faits, peu nombreux d'ailleurs, peuvent être compris dans les trois catégories suivantes :

1° Cas découverts à l'autopsie seulement ;

2° Cas dans lesquels on a pu constater pendant la vie une diminution progressive du foie, et à l'autopsie, le petit foie classique de la cirrhose vulgaire ;

3° Cas terminés par la mort et présentant à l'autopsie un foie hypertrophié.

a) Hanot (1), Ackermann (2), Kelsch et Wannebroucq (3) citent chacun une observation d'alcoolique, n'ayant présenté aucun signe de cirrhose pendant la vie ; la mort étant survenue par suite d'une maladie intercurrente, ils trouvèrent à l'autopsie le foie cirrhosé

L'augmentation du volume du foie n'a manqué dans aucun de ces cas : elle était même considérable dans le cas d'Ackermann. Chacun de ces auteurs insiste sur l'aspect caractéristique des coupes microscopiques : elles correspondaient tout à fait au schéma de Charcot. Pour ce qui concerne les cellules hépatiques, Ackermann ajoute qu'elles étaient très tassées, troubles, granuleuses.

Le seul auteur qui ait eu l'occasion de découvrir de nombreux cas de cirrhoses à l'autopsie, paraît être Dreschfeld (4), ce qui serait dû au grand nombre d'alcooliques qui meurent par suite d'accidents à l'infirmerie d'Édimbourg. Cet auteur distingue nettement l'état anatomo-pathologique des premières phases de la cirrhose atrophique de celui des cirrhoses avancées, sans pouvoir établir l'exacte connexion qui existe entre eux. D'après lui, le foie au début de la cirrhose vulgaire est légèrement agrandi, sa surface est lisse, sa consistance ferme. Au microscope, la cirrhose est essentiellement monolobulaire, tandis qu'elle est multilobulaire à une période avancée et de

<hr>

(1) Loc. cit., p. 19.
(2) Loc. cit., p. 410.
(3) Arch. de Phys., 1881, p. 809.
(4) The Journal of Anatomy ad Physiology, 1881, t. XV, p. 69.

fins trabécules conjonctifs pénètrent dans les lobules sans jamais arriver jusqu'à la veine centrale. Les canalicules biliaires interlobulaires sont en prolifération et des amas de tissu conjonctif embryonnaire entourent les vaisseaux des espaces portes. Quant aux cellules hépatiques, ou bien elles se transforment en canalicules biliaires, ou bien elles sont tassées, allongées en fuseaux. Dreschfeld ajoute qu'il a observé partout une démarcation nette entre les cellules hépatiques et le tissu conjonctif embryonnaire, tandis que Kelsch et Wannebroucq insistent sur l'étroite liaison qui existerait entre ces deux éléments, le dernier n'étant qu'une transformation des premières.

Les cas de cette catégorie sont évidemment les plus favorables pour trancher la question de la phase hypertrophique de la cirrhose vulgaire. Or, il nous paraît ressortir de la description des auteurs que c'est encore par l'état des cellules qu'il sera possible de distinguer la première phase de la cirrhose atrophique de la cirrhose hypertrophique. En effet, déjà à cette première phase les cellules sont tassées, en voie de modification granuleuse; bref, elles sont déjà en train [de perdre leur aspect normal que conservent jusqu'au dernier moment les cellules hépatiques dans la cirrhose hypertrophique.

b) Il y a peu d'auteurs qui aient pu suivre pendant la vie la diminution progressive du foie d'un individu atteint de cirrhose alcoolique et constater à l'autopsie l'état classique du foie de Laennec. Stricker (1) a vu un cas semblable dans la clinique de Traube; il a pu constater la chute de la matité hépatique de 24 à 11 centimètres dans l'espace d'un mois; à l'autopsie il a trouvé un petit foie avec dégénérescence granulo-graisseuse des cellules hépatiques. Mangelsdorf (2) cite un autre cas analogue que lui a communiqué le D' Schewen; l'état des cellules n'y est pas indiqué.

c) Les cas de cirrhotiques alcooliques présentant un gros foie ou un foie normal pendant la vie et conservant en mourant ces dimensions de leur foie sont peu nombreux. Mais en les analysant

(1) Charité Annalen, 1874, p. 324, cité par Ackermann. Loc. cit., p. 397.
(2) Loc. cit. p. 577.

on voit que toutes les fois que l'examen des cellules hépatiques a été fait, elles ont été trouvées infiltrées de graisse. Dans ce qui précède nous pouvons donc constater que même dans la phase hypertrophique de la cirrhose vulgaire la distinction est anatomiquement possible avec la cirrhose hypertrophique, et cela par l'état altéré ou non des cellules au milieu d'une gangue considérable de tissu conjonctif.

B. Depuis les travaux de Dupont (1), Hutinel (2), Sabourin (3), Gilson (4), Bellangé (5), on connaît bien une forme de cirrhose hypertrophique qui s'accompagne souvent d'ictère et qu'on appelle *cirrhose hypertrophique graisseuse*. Elle est constituée macroscopiquement par un gros foie, à surface lisse, jaune ou grisâtre; sa coupe est remarquablement pâle, onctueuse au toucher ; les gros vaisseaux sanguins et biliaires sont ordinairement indemnes. Microscopiquement cette affection se caractérise par une cirrhose généralement bi-veineuse, des traînées conjonctives partant des veines portes et sus-hépatiques, divisant les lobules par leurs anastomoses réciproques en une foule de départements. L'angiocholite et la périangiocholite sont constantes. Quant au parenchyme « il y a là, dit Sabourin, une accumulation de graisse telle que le foie n'est plus qu'un amas de vésicules adipeuses énorme. » La lésion caractéristique, en effet, est une dégénérescence graisseuse de presque toutes les cellules du foie au milieu de la cirrhose.

C. Dans un cas de diabète sucré, Hanot et Chauffard (6) ont observé en 1882 avec une mélanodermie étendue une cirrhose hypertrophique, Letulle (7) Hanot et Schachmann (8) ont publié

(1) Hépatite interstitielle diffuse aiguë. Th. de Paris, 1878.

(2) Etude sur quelques cas de cirrhose avec stéatose du foie. France médical, 1881.

(3) Cirrhose hypertr. graisseuse. Arch. de Phys., 1881.

(4) De la cirrhose alcoolique graisseuse. Th. de Paris, 1884.

(5) Etude sur la cirrhose graisseuse. Th. de Paris, 1884.

(6) Cirrhose hypertr. pigmentaire dans le diabète sucré. Revue de médecine, 1882.

(7) Cirrhose pigmentaire chez les diabétiques. Bulletin de la Société de méd. des hôp., 1885.

(8) Sur la cirrhose pigmentaire dans le diabète sucré. Arch. de Physiologie, 1886.

d'autres faits semblables. La caractéristique microscopique de ces cas consiste dans l'infiltration des cellules hépatiques et du tissu néoformé par des grains pigmentaires noirs.

D. Les *foies paludéens* présentent des aspects qui peuvent varier selon l'âge de la maladie. Ils sont cirrhotiques ordinairement à une époque avancée; leur volume alors dépasse généralement la normale et ce qui les caractérise microscopiquement, c'est une infiltration abondante de pigment sanguin dans les cellules hépatiques et dans les traînées conjonctives.

Kelsch et Kiener.(1), qui ont étudié en Algérie l'influence de l'impaludisme sur le foie, montrent que cet organe subit à un moment donné deux modifications importantes qui se traduisent : 1º par la formation de foyers d'hyperplasie cellulaire aboutissant au ramollissement puriforme ; c'est l'évolution nodulaire de ces auteurs; 2º par la néoformation d'un tissu conjonctif embryonnaire qui aboutira à la cirrhose. Les nodules ne sont autres que de petits foyers de cellules hépatiques en prolifération autour d'une veine porte, disséminés dans tout l'organe ; ils s'entourent d'une coque fibreuse due à la transformation conjonctive des cellules hépatiques périphériques et aboutissent finalement soit à la fonte caséeuse, soit à la formation d'abcès, soit encore à la transformation fibreuse.

E. *La syphilis* peut dans certains cas déterminer une cirrhose hypertrophique du foie qui s'accompagne d'ictère pendant la vie. Voici comment M. le professeur Hayem (2) s'exprime à ce sujet : « Le foie syphilitique peut être cirrhosé, mais il l'est rarement à un degré extrême ; il peut être lisse, mais déjà à l'œil nu on voit qu'il est parcouru par des tractus épais qui le coupent et le circonscrivent en petites portions de la manière la plus irrégulière. Au microscope cette disposition particulière est également frappante. Le tissu du foie est parcouru par des bandes fibreuses plus denses et plus organisées que celles de la cirrhose non spécifique et lorsque le tissu pathologique pénètre

(1) Des affections paludéennes du foie. Arch. de Phys., 1878 et 1879.
(2) Loc. cit., p. 145.

dans un lobule, il y conserve encore la **même forme de tractus** et il le fragmente plutôt qu'il ne l'infiltre, de sorte que le nom de « cirrhose rubanée » conviendrait très bien pour désigner cette disposition.

Les acini comprimés, disséminés, taillés en morceaux par les bandes fibreuses s'atrophient et la plupart des cellules s'altèrent; aussi l'organe ne tarde-t-il pas à présenter un volume de plus en plus petit. Mais là n'est pas le seul caractère important. On trouve, en effet, dans ces bandes fibreuses de petites gommes microscopiques.

Virchow (La Syphilis constitutionnelle, trad. Picard, p. 103) montre également que les cellules hépathiques s'altèrent dans ces formes de syphilis : « les cellules hépatiques augmentent de volume, dit-il ; leur contenu se trouble et finit par subir la métamorphose graisseuse consécutive.» En somme, ici comme dans les affections précédentes, c'est l'état des cellules hépatiques qui constitue le meilleur signe différentiel anatomo-pathologique avec la cirrhose hypertrophique.

SYMPTOMATOLOGIE

Mieux que toute description les observations qui vont suivre peindront le mode d'apparition et l'évolution de la maladie dont nous nous occupons. En effet, il y a peu de maladies qui se ressemblent autant par leurs caractères essentiels, par leur marche, par leur mode de terminaison dans les différents cas, que la cirrhose hypertrophique. Très souvent c'est sans symptôme prémonitoire appréciable qu'un individu est atteint d'ictère; cependant son état général reste satisfaisant, il mange et digère comme à l'ordinaire, il n'est pas forcé d'arrêter son travail et n'était sa jaunisse il ne serait pas malade. Pendant longtemps ce symptôme peut seul subsister; le patient ne s'en inquiète pas ; plus tard d'autres phénomènes viennent se surajouter au premier. Les malades éprouvent quelques pesanteurs au niveau de l'épigastre, souvent sans siège précis, quelquefois au niveau de l'hypochondre droit, parfois dans la région splénique ; ils sont forcés de se desserrer après les repas et au bout de quelque temps ils s'étonnent de l'augmentation du volume de leur abdomen, alors que le reste de leur corps n'a pas changé ou a même maigri. Si à ce moment-là on a l'occasion d'examiner le malade, il est facile de constater que tout l'abdomen n'est pas augmenté de volume, que c'est surtout la moitié supérieure qui est développée, qui frappe par son ampleur et contraste avec la partie sous-ombilicale qui présente ses dimensions normales.

Ordinairement, à cette époque de la maladie, il est impossible de constater la moindre trace de liquide dans la cavité péritonéale ; les parois abdominales n'offrent pas le stigmate d'un trouble dans la circulation porte, la dilatation veineuse. Si l'on déprime les parois au niveau de l'hypocondre droit, en enfonçant doucement les doigts alors que le talon palmaire est fixé, on arrive sur une surface résistante, unie, qui se termine par un bord tranchant qu'on peut prendre entre les doigts. Par ce moyen d'investigation, qui nous paraît le meilleur, lorsqu'il est praticable (et il l'est généralement dans la cirrhose hypertrophique au moins dans ses premières phases) il est facile de vérifier que l'organe, qu'on tient en main et qui n'est autre que le foie, déborde notablement de plusieurs travers de doigt le rebord costal. En ajoutant alors la percussion à la palpation, on constate que toutes les dimensions de cet organe dépassent la normale, qu'il remonte dans la cage thoracique, qu'il empiète sur l'estomac dont il assourdit le tympanisme ordinaire et que son lobe gauche pénètre et dépasse souvent la région splénique. Lorsqu'en palpant l'épigastre, on arrive sur celle-ci, les doigts sont souvent arrêtés par une encoche que forme le bord antérieur du foie avec une nouvelle tumeur qui fait un angle avec lui. C'est encore par la palpation, aidée de la percussion, qu'on reconnaît, d'après sa forme, son siège, sa résistance, qu'on a affaire à la rate considérablement agrandie.

Voilà donc un individu atteint de trois symptômes comme l'ictère, l'hypertrophie du foie et de la rate et qui malgré cela ne se plaint souvent d'aucun trouble digestif, qui est dispos, et qui peut travailler. S'il consulte alors un médecin c'est pour qu'il le débarrasse de sa jaunisse qui le gêne parce qu'elle le défigure et non parce qu'il en souffre. L'ensemble de ces symptômes si caractéristiques et qui suffisent, croyons-nous, pour individualiser la cirrhose hypertrophique, peuvent persister seuls pendant de longues années avant que la maladie n'entre dans une nouvelle phase. Quelquefois une maladie intercurrente, d'autres fois une diarrhée chronique, parfois encore des hémorrhagies signalent l'approche du dénoûment. Le malade maigrit rapidement, son appétit s'altère, des hémorrhagies se déclarent par diverses voies, la diarrhée devient profuse, l'ascite fait son apparition, parfois l'œdème se généralise et le malade succombe dans le coma. Si dans cette dernière période de la maladie on examine le foie on constatera que ses dimensions n'ont pas sensiblement varié.

Le tableau sommaire que nous venons de tracer est celui qu'on retrouvera dans toutes les observations de cirrhose hypertrophique. Nous ne pouvons mieux faire ressortir ce fait qu'en citant textuellement ce que dit à ce propos notre éminent maître M. Hanot (1) : « Les antécédents varieront, la durée de la maladie ne sera pas toujours aussi longue ; les poussées aiguës ou subaiguës seront plus ou moins fréquentes, plus ou moins intenses, l'hypertrophie hépatique sera plus ou moins développée, la terminaison ne se fera pas toujours par le même mécanisme ; mais la physionomie du malade, considérée dans son ensemble, sera sensiblement la même. On aura toujours sous les yeux une affection chronique caractérisée par un ictère permanent, une hypertrophie considérable du foie et souvent aussi de la rate, l'absence d'ascite et de développement anormal des veines sous-cutanées abdominales, du moins dans la majorité des cas et pendant la plus grande partie de la durée de la maladie. Pour le redire encore une fois, c'est bien là une véritable individualité clinique qui ne se confond avec aucune autre. »

———

Observation II.
(Personnelle.)

Le nommé Cambier (Léon), âgé de 26 ans, chaudronnier, entré le 30 avril 1885 dans le service de M. Hanot, salle Axenfeld, lit n° 21, ne présente rien de particulier au point de vue de ses antécédents héréditaires. Son père et sa mère vivent encore et ont une très bonne santé.

Pendant son enfance, il a eu des maux d'yeux et d'oreilles. Depuis il s'était toujours très bien porté. Cependant il est d'aspect peu robuste. Il a été exempté du service militaire pour insuffisance de taille : il n'a que 1^m,52. Il nie toute habitude alcoolique, sauf toutefois pendant une période de quatre à cinq mois, il y a de cela six ans. Il est marié depuis cinq ans et n'a pas eu d'enfants.

Il y a six mois, on lui fit remarquer que ses sclérotiques prenaient une teinte jaunâtre qui s'accentuait de jour en jour. Les téguments se prirent aussi bientôt graduellement. Il n'y avait d'ailleurs ni malaise, ni anorexie, ni trouble d'aucune sorte. L'ictère a augmenté depuis lors avec des alternatives de diminution et d'exacerbation.

Il y a deux mois, voyant que cette coloration s'accentuait progressivement, mais n'éprouvant toujours aucun trouble gastrique, le malade entra à l'Hôtel-Dieu où il resta un mois et fut mis au régime lacté. L'ictère diminua légèrement vers la fin de ce séjour à l'hôpital.

(1) Loc. cit., p. 52.

Ce n'est que depuis quatre ou cinq jours que quelques troubles gastriques ont apparu, perte d'appétit, pesanteur après l'ingestion des aliments, nausées, fièvre légère vers le soir. En même temps, survenait une douleur au niveau de l'épigastre et de l'hypocondre gauche. Le malade n'éprouvait aucune douleur dans l'hypocondre droit.

Ces phénomènes persistant, le malade entra à l'hôpital.

État actuel. — Les téguments ont une teinte jaunâtre prononcée. Ceux de la face et la sclérotique ont une coloration plus foncée. Depuis hier soir l'appétit est un peu revenu ; les douleurs de l'hypocondre gauche et de l'épigastre ont diminué. La langue est un peu blanchâtre. Les selles ont toujours été et sont encore régulières. Le malade n'éprouve aucune démangeaison.

A l'examen de la poitrine, on ne trouve rien d'anormal, ni au cœur, ni aux poumons. Mais lorsqu'on examine l'abdomen, on constate que la paroi abdominale est bombée dans une certaine étendue au niveau des hypocondres et de l'épigastre. Par la palpation et la percussion, on délimite parfaitement une zone mate et résistante qui déborde les fausses côtes gauches de 5 centimètres et les fausses côtes droites de 6 centimètres. Cette zone s'étend avec les mêmes caractères jusqu'à 10 centimètres de l'appendice xiphoïde dans la région épigastrique.

La matité hépatique se continue directement avec la matité splénique. Cependant on délimite très bien les deux organes, du moins à leur partie inférieure. Il n'y a ni circulation collatérale, ni ascite.

On remarque sur la partie externe de la paupière supérieure du côté droit une plaque de xanthélasma mesurant 1 centimètre de long sur 1/2 de large.

Les urines, d'un brun acajou, ne contiennent ni albumine, ni sucre : elles donnent avec l'acide azotique une coloration verdâtre peu intense.

Traitement. Iodure de potassium, 0 gr. 25. Cautère sur la région de l'hypocondre.

2 mai. L'appétit est tout à fait revenu. Le malade n'éprouve plus qu'une légère sensation de pesanteur dans l'hypocondre gauche. Il se sent très bien.

Le 3. On analyse les urines au point de vue de l'urée : 14 grammes d'urée par litre ; 1100 grammes d'urines dans les dernières 24 heures. Le pouls est normal (88 pulsations) ; il n'y a pas de fièvre (37,6). Les matières sont colorées. Elles n'avaient pas été examinées jusqu'ici et le malade ne pouvait donner de renseignement sur leur coloration.

Le 4. Hier soir le malade a eu une très grande élévation de température (40°). Ce matin il n'a plus de fièvre (36,8). Aucun malaise d'ailleurs. Appétit excellent. Les matières fécales sont toujours colorées. Cette nuit le malade a mouché du sang : cela lui arrive de temps à autre depuis quelques semaines. 1250 grammes d'urines et 12 grammes d'urée.

Le 6. Température (38°). Pouls (98). Matières fécales colorées. Urines brunâtres, très chargées. 1200 grammes d'urine et 13 gr. 50 d'urée. Très bon appétit. Aucune modification des signes physiques du côté de l'abdomen. Il n'y a toujours rien aux poumons ni au cœur. L'ictère semble avoir légèrement diminué.

Le 8. Pas de fièvre ce matin; pouls normal. Mais le malade présente fréquemment le soir des élévations notables de température. Il a encore mouché du sang cette nuit. Il n'éprouve toujours aucune démangeaison. La pesanteur de l'hypocondre gauche a presque totalement disparu. L'ictère a augmenté depuis hier. Les matières sont toujours colorées.

Le 10. Il n'y a toujours aucun trouble de l'état général. Les urines sont plus fortement colorées, plus brunes que les jours précédents. 16 grammes d'urée. L'ictère a notablement diminué.

Le 11. L'ictère a diminué encore depuis hier. Ce matin, le malade a rendu des urines claires.

Le 14. Excellent appétit comme toujours. Le malade mange 4 degrés et mangerait volontiers davantage. Aucun malaise, pas de démangeaison. L'ictère a continné à diminuer ces jours derniers et est aujourd'hui très peu marqué. 1 litre d'urine et 13 gr. 50 d'urée.

Le 16. Toujours de temps à autre une petite élévation de température le soir. Etat général toujours bon. Le malade se plaint d'un point de côté au niveau du mamelon droit : l'auscultation ne révèle rien d'anormal. Les signes physiques du côté du foie ou de la rate ne se sont pas modifiés.

Le 20. Même état. L'ictère peu marqué reste stationnaire. Aucune modification du côté du foie et de la rate.

Le 27. L'appétit est toujours excellent. L'ictère est resté intense. Il n'y a aucun malaise. Les matières restent colorées. Sous l'influence de l'acide azotique, les urines ne donnent qu'une teinte verdâtre très légère. Ni albumine, ni sucre. 12 gr. 50 d'urée.

Le 28. Sort sur sa demande.

OBSERVATION III.

(Personnelle.)

Marchal (Alfred), âgé de 28 ans, journalier, entré le 27 février 1886, à l'hôpital Saint-Louis, salle Bichat, où il occupe le lit n° 9.

Les parents du malade sont morts depuis longtemps et il ne sait donner aucun renseignement sur leur compte. Lui-même n'aurait pas été malade dans son enfance et affirme n'avoir jamais fait d'excès de boissons alcooliques, il n'aurait jamais eu la syphilis ni autre maladie vénérienne et il n'a jamais eu de fièvres intermittentes. En 1879, il était au 20e d'artillerie et à cette époque, sans aucun symptôme pré-monitoire et sans symptômes généraux il vit apparaître sur son cou d'abord, puis sur ses jambes et progressivement sur tout le reste du corps, des boutons dont les dimensions variaient de celle d'un pois à celle d'une noisette. Ces boutons suppurèrent et toute-l'éruption disparut au bout de quinze jours, laissant des cicatrices qui persistent.

D'autres éruptions se firent successivement, surtout dans les parties exposées au frottement comme le cou, les fesses, les cuisses. L'ensemble de ces éruptions dura environ cinq mois.

En même temps que la première éruption, apparut une teinte sub-ictérique généralisée et un larmoiement continuel. Pendant tout le temps de l'évolution de ces accidents, le malade pouvait vaquer à son métier de militaire, montait à cheval et son état général, l'état de son tube digestif était si satisfaisant, qu'il n'est pas allé une seule fois à l'infirmerie. Depuis cette époque la coloration ictérique a persisté avec des alternatives d'accentuation et de diminution et sans trouble de l'état général. Il entre à l'hôpital pour se débarrasser de sa couleur jaune. Actuellement le malade présente une teinte sub-ictérique généralisée. La paupière supérieure gauche, immédiatement au-dessous de l'extrémité externe du sourcil, présente une cicatrice large comme une lentille, dont les bords sont nets, comme taillés à l'emporte-pièce et dont le fond est plat et lisse.

Sur le reste du corps on voit disséminées des cicatrices de même nature et de dimensions variables. Très bon appétit, bonne digestion, souvent plusieurs selles par jour.

L'abdomen est considérablement élargi dans sa moitié supérieure, ses parois sont cependant souples, il n'y a pas d'ascite.

Par la palpation on constate que le foie dépasse de cinq travers de doigt le rebord costal ; sa surface est lisse. Ce n'est que par une pression exagérée qu'on détermine quelque sensibilité.

La rate est large, étalée transversalement, non douloureuse.

Cœur et poumons sains. Les urines sont brunes, ne contiennent ni sucre, ni albumine, mais un peu de pigment biliaire.

Les matières fécales sont colorées comme normalement.

On lui administre 2 grammes d'iodure de potassium par jour.

20 mars. La quantité des urines normale, matières fécales colorées; l'ictère persiste, état général excellent; il mange beaucoup.

1er avril. L'état du malade est très satisfaisant, il mange et digère bien. Les dimensions du foie et de la rate n'ont point changé; on supprime l'iodure de potassium.

Le 9. Même bon état. La quantité des urines journellement recueillie variait de 1 litre à 1500 grammes, et la quantité de l'urée variait de 11,529 à 19,215 gr. par litre.

Le 28. Le malade sort sur sa demande.

Observation IV.

(M. Hanot. Thèse 1875.)

X..., ouvrier typographe, né à Paris, âgé de 40 ans, entré le 3 septembre 1873, à l'hôpital Cochin, service du Dr Bucquoy. Jusqu'en 1870, la santé de cet homme avait été bonne ; il n'avait fait jamais de maladie sérieuse, n'avait point eu la syphilis.

Pendant le siège de Paris, il servit dans la garde nationale et fit quelques excès alcooliques. Il nie d'ailleurs avoir été un buveur de profession.

En décembre 1870, il perdit l'appétit, les forces, et commença à éprouver une sensation de lourdeur, de plénitude dans l'hypocondre droit, à ce point qu'il tolérait difficilement la pression du ceinturon sur cette région. Bientôt il remarqua que sa face, le blanc des yeux, comme il dit, prenaient une teinte jaune qui s'accusait de plus en plus ; en même temps, il avait souvent de la fièvre, principalement le soir et la nuit. Il fut obligé de rester chez lui, où il fut soigné pendant trois semaines environ. Il allait mieux, mais l'ictère, bien que moins intense, n'avait point disparu. En mars 1871, il fut repris à peu près des mêmes accidents.

Un médecin appelé, constata, à ce qu'il dit, que le foie était plus volumineux qu'il convient, et fit appliquer un cautère sur la région dite hypocondre droit. Le malade resta ainsi en traitement pendant six semaines environ, après quoi il fit le service dans l'armée de la Commune, où il but encore outre mesure. L'ictère avait persisté, il y avait toujours la même sensation de poids, plus ou moins accusée dans l'hypocondre droit.

Le ventre avait augmenté de volume et la pression du pantalon était assez pénible. Toutes les forces, l'appétit étaient revenus et il reprit ses occupations.

Pendant la fin de 1871 et toute l'année 1872 il fut obligé de s'arrêter à plusieurs reprises, toujours pour la même série d'accidents qui ont été décrits plus haut ; il restait alors au repos une ou plusieurs semaines, puis il retournait à son atelier. Dans l'intervalle de ces accès, sauf l'ictère et la tuméfaction abdominale, il aurait pu se croire en parfaite santé.

En mars 1873, il eut une crise plus violente et plus prolongée et entra une première fois dans le service du Dr Bucquoy.

On constate un ictère assez accusé, avec fièvre, anorexie, constipation, une hypertrophie du foie qui débordait les côtes de cinq travers de doigt environ, du ballonnement du ventre, sans ascite ni développement anormal des veines sous-cutanées abdominales. Un cautère fut placé sur la région hépatique ; purgatifs répétés ; bi-carbonate de soude.

Deux mois après, l'état du malade s'était considérablement amélioré ; il quitta l'hôpital, conservant l'ictère et l'hypertrophie hépatique. Il reprit ses occupations, qu'il interrompit cependant plusieurs fois pendant quelques jours, pour cause de douleurs dans l'hypocondre droit, avec fièvre et malaise général. Il alla ainsi jusqu'au milieu de septembre 1873 ; il souffrait depuis quelque temps, mais alors son état était devenu tel, qu'il vint de nouveau à la consultation de l'hôpital Cochin et fut encore admis dans le service du Dr Bucquoy.

Ictère généralisé assez intense, face amaigrie, masses musculaires des membres flasques, atrophiés, abdomen très développé. Le foie déborde les fausses côtes droites de cinq travers de doigt environ, et fait saillie en quelque sorte, non seulement dans l'hypocondre et le flanc droits, mais encore au creux épigastrique. La partie de l'organe appréciable au toucher à travers la paroi abdominale, semble irrégulière ; on croirait y sentir çà et là des nodosités, ayant du volume d'un pois au volume d'une petite noisette.

La pression et la palpation sont douloureuses, tympanisme notable ; point d'ascite ni de veines sous-cutanées bien apparentes ; la matité splénique ne semble pas beaucoup augmentée ; fièvre, urine ictérique, sans sucre ni albumine. Vésicatoire sur l'hypocondre droit ; purgatifs ; quelques jours après, douleurs moindres ; un peu d'appétit ; le mieux s'accuse les jours suivants.

Mais le 5 octobre la situation s'aggrave de nouveau, douleurs abdominales vives ; tympanisme considérable ; envies fréquentes d'aller à la selle, le plus souvent sans résultat ; fièvre.

Même état les jours suivants ; la tuméfaction hépatique semble plus résistante ; plus tendue.

Pendant quelques jours le malade va un peu mieux, la fièvre diminue ; l'hypocondre droit semble se détendre quelque peu. Mais dans les premiers jours de novembre, la fièvre se rallume ; l'ictère, les douleurs augmentent.

Le 8. La température, le soir est de 39°. Dans la nuit, méloria.

Le 9. Matin, 38°2 ; soir, 39°6.

Le 10. Matin, 39°6 ; P. 120 ; R. 22 ; soir, T. 40°.

Le 11. Matin, T. 39 ; P. 120 ; R. 20 ; soir, T. 39°.

Tuméfaction hépatique très étendue ; le bord inférieur du foie dépasse les fausses côtes de trois travers de doigt. Douleurs abdominales vives.

Le 12. T. 38° : P. 80 ; R. 24 ; soir, T. 39°. Vomissements bilieux abondants, frissons.

Le 13. T. 39° ; P. 90 ; R. 30 ; soir, T. 38.

Le 14. T. 39°8 ; P. 88; R. 22 ; soir, 39°8. Anorexie. L'amaigrissement progresse. Ictère foncé.

Le 15. T. 39°6 ; P. 100 ; R. 22 ; soir, T. 40.

Le 16. T. 40°1 ; P. 96 ; R. 22 ; soir, T. 40.

Le 17. T. 39°2 ; P. 104 ; R. 32 ; soir, T. 39.

Le 18. T. 39°6 ; P. 100 ; R. 24 ; soir, T. 38°4.

Hémorrhagie intestinale assez abondante.

Les 20, 21, 22 novembre vomissements, surtout après que le malade a pris quelque nourriture.

Pendant la fin de novembre, la fièvre persiste : le malade, considérablement affaibli, ne quitte plus le lit. Le foie est toujours aussi volumineux, la partie de la face antérieure appréciable au toucher, toujours irrégulière, comme noueuse, point d'ascite, ni de développement anormal des veines sous-cutanées abdominales. L'ictère a un peu diminué.

L'urine ictérique ne contient ni sucre ni albumine. Depuis un mois environ, la quantité d'urine émise en 24 heures est de 3 à 4 litres.

Pendant les premiers jours de décembre la fièvre diminue un peu ; diarrhée fréquente ; plusieurs fois, selles noires.

Le 10 décembre. T. 38°6 ; P. 104 ; R. 24 ; soir, T. 39°4.

Le 11. T. 39°7 ; P. 96 ; R. 20 ; soir, T. 39°4.

Le 12. T. 39°2 ; P. 96 ; R. 20 ; soir, T. 39°4.

Le 13. T. 39°2 ; P. 96 ; R. 28 ; soir, T. 39°3.

Les jours précédents, à plusieurs reprises, diarrhée et vomissement ; la langue se sèche, abattement.

Le 14. T. 38°7 ; P. 96 ; R. 20 ; soir, T. 39.

Le 15. T. 39°4 ; P. 96 ; R. 28 ; soir, T. 30°3.

Le 16. T. 39°3 ; P. 100 ; R. 28 ; soir, T. 40°2.

La respiration s'accélère, râles sous-crépitants, disséminés, dans les deux poumons, surtout au niveau du tiers inférieur.

Le 17. T. 39°4 ; P. 120 ; R. 28 ; soir, T. 40 ; P. 124 ; R. 32.

Le 18. T. 39°2 ; P. 124 ; R. 32 ; soir, T. 40°2.

Amaigrissement et abattement extrêmes. Subdélire la nuit. Respiration bruyante et accélérée. Un peu de toux ; quelques crachats muqueux. Râles sous-crépitants, nombreux dans les deux poumons.

Ictère modéré ; tympanisme considérable. Point d'ascite appréciable, point de veines sous-cutanées abdominales anormalement développées.

La gêne de la respiration augmente de plus en plus. Vers le soir l'agonie commence et le malade succombe pendant la nuit aux progrès de l'asphyxie.

Autopsie. — Rien à noter pour les organes cérébro-spinaux. Poumons congestionnés ; épanchement séreux de faible intensité dans la plèvre gauche ; point de lésions appréciables des valvules cardiaques ni du myocarde qui toutefois a un teint un peu grisâtre et est moins résistant qu'à l'ordinaire.

Rate plus volumineuse qu'à l'état normal, pèse 480 grammes; tissu mollasse; la capsule est épaissie et présente par place des plaques laiteuses qui ont jusqu'à deux millimètres d'épaisseur. Reins congestionnés : aucune altération sensible de la muqueuse gastro-intestinale. Légères exsudations plastiques disséminées sur le feuillet viscéral du péritoine. Au fond du petit bassin, épanchement séreux péritonéal de médiocre intensité ; à première vue.

Le foie est considérablement augmenté de volume, cette hypertrophie porte à peu près également sur les diverses parties de l'organe.

Il pèse 2740 grammes.

Diamètre vertical : 22 centimètres.

Diamètre transversal : 29 centimètres.

Le feuillet péritonéal qui recouvre l'organe est sensiblement épaissi, surtout sur la face convexe qui est intimement unie à la face intérieure du diaphragme par des néo-membranes résistantes.

La surface de l'organe est granuleuse, elle est parcourue dans tous les sens par des sillons, d'ailleurs à peine accusés, transformés en tractus blanchâtres par la séreuse hyperplasiée et que limitent de petits mamelons qui ne dépassent guère le volume d'un grain de chènevis.

Le tissu est dur; la coupe n'est point aussi granuleuse que dans la cirrhose atrophique confirmée. On y remarque, à l'œil nu, une infinité de petites masses sphériques ayant les unes, 0,001 de diamètres, les autres, plus volumineuses, celles-ci à forme moins régulière et semblent constituées par l'adjonction de quelques-unes des masses plus petites. Ces masses sont constituées par une substance d'un jaune assez clair. Encore une fois, elles font peu de saillie sur la coupe et la section les a transformées assez nettement, en petits cercles plus ou moins réguliers.

Tous ces blocs sont séparés les uns des autres par des tractus grisâtres qui, sur certains points, ont jusqu'à trois fois le diamètre des blocs voisins; ces tractus sont à peine en retrait par rapport aux masses jaunes.

La coupe donne aussi l'aspect d'un tissu lardacé infiltré de grains jaunâtres.

De petits morceaux sont placés pendant vingt-quatre heures dans une solution concentrée d'acide picrique, puis pendant vingt-quatre autres heures dans une solution de gomme arabique, enfin pendant le même temps dans l'alcool absolu. Les coupes pratiquées sur le tissu ainsi durci sont colorées par le picrocarminate d'ammoniaque et montées dans la glycérine.

A un faible grossissement, on remarque tout d'abord que les lobules hépatiques sont séparés les uns des autres par une gangue de tissu conjonctif, sillonnée de canaux biliaires qui forment des sortes de plexus plus ou moins riches.

Entre deux lobules voisins, cette gangue peut avoir jusqu'à trois fois la largeur moyenne des lobules et n'a jamais moins de 0,001 de large entre deux lobules. Les lobules diffèrent notablement entre eux d'étendue, les uns ont à peine 0,001 de diamètre, d'autres peuvent atteindre 0,004.

Les coupes sont examinées à un grossissement plus considérable : 300 à 400 diamètres. Les lobules n'offrent pas tous la même conformation. Sur un grand nombre, on voit que les cellules hépatiques sont très peu altérées : leur volume, leur forme, leur noyau sont sensiblement comme à l'état normal et c'est à peine si elles sont un peu plus riches en granulations protéiques et graisseuses. Un certain nombre de ces cellules contiennent des petites granulations d'un jaune clair qui sont évidemment constituées par du pigment biliaire.

Les cellules sont séparées par des espaces qui ont jusqu'à leur propre diamètre.

A l'intérieur du lobule, ces espaces contiennent un nombre variable d'éléments embryonnaires et çà et là quelques granulations pigmentaires. A la périphérie, le tissu conjonctif fibroïde périlobulaire envoie des tractus qui séparent les unes des autres les cellules les plus extérieures. Quelques-unes de ces cellules sont à peine modifiées, mais la plupart sont comme aplaties, étranglées, par la zone conjonctive qui les conserve et qui par place a entre deux cellules jusqu'à 0^{mm},0006 de large.

Dans ces points, la cellule hépatique peut n'avoir que 10 à 20 millimètres de diamètre; c'est une masse de protoplasma granuleux à contours plus ou moins irréguliers.

Certains lobules ne possèdent à leur intérieur que peu d'éléments embryonnaires interposés aux cellules, et les tractus conjonctifs sont fort peu accusés à leur phériphérie. Ces lobules sont à peu près normaux, et il n'y a également rien de particulier autour de la veine centrale.

Sur d'autres points, au contraire, le travail irritatif intra-lobulaire est en quelque sorte à son maximum. Le lobule, qui n'a plus que 0,0001 de diam., est réduit à quelques cellules atrophiées, granuleuses, pigmentées, perdues au milieu de tractus fibrillaires qui sillonnent en tous les sens ce reste de lobule.

Sur la plupart des lobules, les lésions sont pour ainsi dire intermédiaires, et il y a une zone extérieure plus ou moins large, composée de cellules atrophiées par les prolongements du tissu conjonctif extra-lobulaire, et une zone intérieure où on ne trouve que des éléments embryonnaires dans les espaces interposés aux cellules. Par places, on remarque des groupes de cellules infiltrées de granulations pigmentaires et de quelques vésicules adipeuses et qui tranchent par leur coloration jaune verdâtre ; à ce niveau, les espaces péricellulaires sont distendus par des granulations de pigment biliaire.

Il a déjà été dit que les lobules sont séparés les uns des autres par des tractus de tissu conjonctif qui ont de 0,001 à 0,015 de largeur. Sur la plupart des coupes, ce tissu conjonctif est composé de faisceaux qui, à première vue, semblent s'entrecroiser assez irrégulièrement dans tous les sens ; mais ce qui frappe avant tout, dans ce tissu conjonctif extra-lobulaire, c'est le développement considérable des canaux biliaires. Ils forment là un réseau très riche constitué par des anses qui s'anastomosent entre elles et qui circonscrivent des espaces plus ou moins étendus, comblés par le tissu fibroïde. Les sortes d'arabesques que décrivent les canalicules biliaires, offrent les apparences les plus variables ; le type le plus commun représente une série de canaux flexueux qui vont se dichotomisant et qui se terminent, en dernière analyse, par des anses qui se contiennent à plein canal avec des anses voisines ou encore par des huit de chiffre, qui indiquent évidemment le reploiement des canalicules sur eux-mêmes et leur changement de plan ; ces canicules qui serpentent ainsi entre les lobules, ont environ de 0mm,02 à 0mm,04 de diam. Ce diamètre est à peu près partout le même ; toutefois en certains points, le canal est irrégulièrement dilaté et affecte une disposition légèrement moniliforme. A l'intérieur de ces canalicules se voient un nombre variable de cellules polyédriques, tassées les unes contre les autres, pourvues de noyaux et de granulations. En certains points, les cellules sont appliquées sur la face interne du vaisseau en une ou deux couches seulement, et laissent ainsi entre elles un canal nettement appréciable. Sur d'autres points, elles comblent presque complètement la lumière du canalicule. Çà et là le protoplasma de ces cellules est teint en jaune verdâtre et contient des granulations de pigment biliaire

Souvent, autour des canalicules, le tissu conjonctif extra-lobulaire est un peu plus serré que partout ailleurs, et forme là une sorte de gaine fibroïde. Il existe donc là une véritable périagniocholite.

Quand on examine avec soin les coupes, on finit par remarquer que l'irrégularité dans la disposition des faisceaux conjonctifs est plus apparente que réelle : un grand nombre se dirigent plus ou moins parallèlement au pourtour des canalicules biliaires, qui leur semblent être comme des centres de ralliement. On distingue, disséminés au milieu de ces faisceaux des cellules plates et des éléments embryonnaires : ceux-ci, sur certaines coupes, sont très nombreux et infiltrent tout le stroma des fibrilles conjonctives. On peut poursuivre les canalicules, anormalement développés, jusqu'à la périphérie des lobules où ils se perdent en des capillaires très ténus au sein de la zone fibroïde, qui empiète sur le lobule.

Les vaisseaux sanguins ne présentent pas de modifications bien importantes. Sur un très grand nombre de coupes, ils offrent l'aspect ordinaire. Toutefois il arrive souvent que leur diamètre dépasse plus ou moins le diamètre habituel, pour les vaisseaux correspondants.

Les divisions de la veine porte sont enclavées en quelques sorte, à la manière de sinus, dans la gangue conjonctive périlobulaire.

Sur les coupes, où l'infiltration embryonnaire est très abondante, les jeunes cellules ne sont pas plus nombreuses. Au contraire, il est facile de voir, au moins sur quelques coupes, que les jeunes cellules se sont surtout multipliées autour des parois des canalicules biliaires, qui leur constituent comme des centres de formation. D'autre part, on n'observe point, autour des parois des radicules de la veine porte, les gaines fibroïdes en quelque sorte spéciales qui ont été indiquées par les canalicules biliaires. Les ramifications de l'artère hépatique n'offrent rien de bien particulier à indiquer ; elles ne paraissent guère plus développées qu'à l'état normal, et ne tracent que de rares sillons à travers la trame conjonctive hyperplasiée.

Peu de chose à noter à propos du système lymphatique, si ce n'est qu'on rencontre au sein du tissu conjonctif extra-lobulaire des fentes lymphatiques fort développées.

Les ganglions du hile hépatique n'ont point subi de modifications appréciables dans leur volume.

Aucune trace de calcul ni dans la vésicule, ni dans les canaux biliaires.

Entrons maintenant dans l'examen détaillé des symptômes qui constituent la cirrhose hypertrophique et de ceux qui peuvent survenir dans le courant de cette maladie.

Parmi ses *modes de début* il y en a deux qu'on observe le plus fréquemment : c'est ou bien l'ictère qui ouvre la scène, ou bien la pesanteur ou des douleurs à l'hypocondre droit, coïncidant avec l'hypertrophie du foie. Ces deux modes de début surviennent souvent sans être annoncés ; d'autre fois l'ictère suit une émotion vive (Obs. XIV), ou se montre comme complément d'un embarras gastrique léger et passager (Obs. I). De même pour la pesanteur ou les douleurs de l'hypocondre. C'est surtout après les repas que les malades se sentent gênés, oppressés, l'épigastre leur paraît ballonné et la région hépatique est un peu sensible. Dans certains cas, cette sensibilité hépatique est plus intense, ce sont de véritables douleurs qui s'y produisent et s'exagèrent par la pression. Ces douleurs affectent quelquefois le caractère de crises ; elles surviennent spontanément, peuvent être intenses, s'accompagnent de frissons, d'élévation thermique, mais elles ne rappellent jamais les vraies crises de coliques hépatiques, avec leurs irradiations surtout à l'épaule droite et avec leur acuité insupportable. Généralement ces douleurs sont sourdes, exagérées par la pression seulement, et ne présentent pas d'exacerbations.

Lorsque la maladie débute par quelques troubles digestifs, de l'anorexie, des vomissements, de la diarrhée ou de la constipation, ces symptômes sont passagers, l'état général redevient rapidement normal, mais l'ictère, qui les a accompagnés, reste pour ne plus disparaître.

Un mouvement fébrile s'observe dans certains cas, au début de la maladie, il se montre en même temps que les douleurs hépatiques, mais il est ordinairement éphémère à cette époque. Ce n'est que plus tard, vers la fin, qu'il prend une tournure plus sérieuse et qu'il attire l'attention.

Quoi qu'il en soit, une fois constituée, la maladie ne rétrograde plus et ses deux symptômes capitaux, l'ictère et l'hypertrophie du foie, formeront jusqu'à la fin les deux pôles autour desquels gravitent les autres signes.

L'*ictère* peut-être intense dès son apparition, mais le plus souvent il est léger, les sclérotiques, la peau de la face changent de couleur, deviennent jaunâtres et frappent d'abord les personnes qui entourent le malade. Cette teinte subictérique reste la teinte ordinaire de la peau du patient, et de temps en temps, elle devient plus intense pour rétrograder ensuite sans jamais disparaître complètement. Souvent cette augmentation d'intensité de l'ictère coïncide avec des crises douloureuses ou des mouvements fébriles, d'autres fois elle se montre sans cause appréciable, mais accompagne généralement un trouble dans l'état général du malade. Les forces diminuent, il maigrit et il est forcé de se reposer pendant quelques jours. Peu à peu, l'intensité de l'ictère diminue, les urines se déchargent en partie du pigment biliaire, les forces reviennent et le malade quitte l'hôpital ne conservant plus que sa teinte ictérique ordinaire et l'hypertrophie de son foie. Au contraire, dans les dernières phases de la maladie l'ictère devient souvent de plus en plus foncé, c'est un véritable ictère noir et il complète, avec les hémorrhagies et les troubles nerveux, le tableau de l'ictère grave par lequel se termine si souvent la cirrhose hypertrophique.

Les urines de ces malades sont presque toujours hautes en couleur et l'on peut y déceler la présence de pigment biliaire. Cependant le taux de ce dernier est très variable; il arrive par moment, alors que l'ictère est peu intense, que les urines ne renferment que des traces de pigment, mais dès que l'ictère s'accentue, les urines ne tardent pas à brunir et à se charger de matière colorante biliaire.

En connexion avec ce fait, il faut en relever un autre qui nous paraît être d'une grande importance surtout au point de vue du pronostic et de la pathogénie de la maladie. Si les urines sont chargées de pigment biliaire, rien de surprenant dans le courant d'une maladie dont l'ictère chronique est un symptôme principal, mais les matières fécales sont le plus souvent également colorées dans cette maladie. Dans nos 26 observations, nous trouvons noté 20 fois que les matières fécales étaient colorées, 2 fois elles étaient décolorées et 4 fois on n'en parle pas. M. le professeur Cornil déjà a été frappé de ce fait et même chez deux de ses malades il y avait une quantité énorme de matière biliaire dans l'intestin. Chez la plupart, les matières n'ont jamais présenté de décoloration, chez quelques-uns on a remarqué des variations dans leur aspect; elles avaient le plus souvent leur teinte usuelle, mais devenaient grisâtres par moment pour reprendre ensuite leur aspect normal. Il est donc utile de bien faire ressortir que l'ictère de la cirrhose hypertrophique coexiste le plus souvent avec la coloration normale des matières fécales.

L'ictère s'accompagne quelquefois également de xanthélasma (Obs. II, VI), de prurit. Quel que soit le mode par lequel la cirrhose hypertrophique a débuté chez un individu, lorsque celui-ci a recours au médecin, on peut déjà constater l'*hypertrophie hépatique*. Précédant l'ictère ou lui succédant cette hypertrophie se manifeste par l'ampleur inusitée que prend la partie supérieure de l'abdomen, ou encore, quoique plus rarement, par les douleurs ressenties dans la région hypocondriaque droite. L'aspect de l'abdomen est caractéristique, il présente la forme d'un grand ovale dont la grosse extrémité est en haut, la petite correspondant à la région sous-ombilicale. Par la palpation il est facile de constater que le foie déborde généralement d'une façon notable le rebord des fausses côtes et l'on peut saisir entre les doigts, à travers les parois abdominales, le bord tranchant du foie un peu au-dessus ou au-dessous de la région ombilicale. Le plus souvent, la main exploratrice perçoit une surface unie, lisse, faisant parfois une saillie considérable au niveau de l'épigastre donnant le change pour un kyste hydatique. On se trompe d'autant plus volontiers dans ces cas, que la saillie hépatique s'accompagne d'un état général très satisfaisant et si l'on ponctionne, dans l'espoir de retirer du liquide chargé de crochets d'hydatides, on ne retire que quelques gouttes de sang.

Par la palpation on constate dans certains cas des inégalités sur la surface hépatique, et M. Hanot attire justement l'attention sur ce fait, qui s'explique aisément par la péritonite chronique, si fréquente au niveau du foie cirrhosé. Lorsque la périhépatite est ancienne, l'épaisissement inégal de la séreuse, les fausses membranes peuvent être assez développées pour donner la sensation de bosselures et induire en erreur sur la nature de l'affection hépatique. Mais ces cas sont rares, et l'état uni et régulier de la surface hépatique est celui qu'on rencontre le plus souvent dans la cirrhose hypertrophique.

Les dimensions réelles du foie doivent être encore établies par la percussion. On constatera alors combien tous les diamètres de cet organe sont agrandis ; sa matité remonte dans la cavité thoracique au delà du cinquième espace intercostal et dépasse souvent de plus de quatre travers de doigt le rebord costal ; elle se prolonge dans l'hypocondre gauche et parfois tellement qu'on est conduit à croire que le lobe gauche est plus hypertrophié que le lobe droit. L'exploration de la région hépatique est ordinairement indolore, mais au moment des crises ou des poussées fébriles elle devient très sensible et il est bon, à cause de la périhépatite, de procéder avec quelques précautions.

S'il est difficile de suivre le mode de développement de l'hypertrophie hépatique à partir de son début, on peut constater, de même que pour l'ictère, qu'une fois établi, ce symptôme est permanent et variera peu. M. le professeur Jaccoud a remarqué chez un de ses malades (Voy. Obs. XIII) qu'à chaque crise douloureuse son foie augmentait de volume pour se rétracter après, sans jamais revenir aux dimensions qu'il avait avant la crise. M. Hanot a observé chez un de ses malades, arrivé à la période cachectique, une légère diminution du foie, celui-ci comme tous les autres organes perdrait de son volume sous l'influence de la cachexie. Il faut dire que ce fait s'observe fort rarement et les malades meurent, leur foie conservant les dimensions considérables qu'il possédait pendant la vie.

Dans la majorité des observations il est noté, que la *rate* était hypertrophiée et parfois même d'une façon très considérable. Dans nos observations nous avons toujours pu constater l'hypermégalie de cet organe et le délimiter par la palpation et la percussion. La rate dépasse souvent de plusieurs travers de doigt le rebord costal gauche et son bord antérieur vient faire saillie en avant, complétant ainsi le développement que prend la partie supérieure de l'abdomen sous l'influence de l'hypertrophie hépatique. A la palpation on perçoit que la surface splénique est ordinairement lisse, dure et l'on peut saisir entre les doigts le bord antérieur et l'extrémité inférieure de cet organe. La périsplénite qui n'est pas rare, rend parfois son exploration douloureuse.

Ce qui frappe le plus souvent à l'examen de l'abdomen de ces malades, c'est le grand développement qu'ont pris le foie et la rate sans que l'investigation la plus minutieuse puisse faire découvrir la moindre trace d'ascite. L'*absence d'ascite* quoique signe négatif, est considérée comme un caractère important de la cirrhose hypertrophique. Et en effet, si nous analysons nos observations, nous remarquons que sur 26 cas on n'a constaté pendant la vie la présence de l'ascite dès le début que dans un seul cas (Obs. XIII); dans 6 cas ce symptôme ne s'est montré que tardivement et dans 19 cas il a complètement manqué. Sur 13 autopsies, l'absence totale de l'ascite est notée 5 fois, deux fois il y avait si peu d'épanchement liquide dans le péritoine qu'on comprend qu'il ait échappé à l'exploration. Quoi qu'il en soit, si l'ascite manque le plus souvent dans le cours de la cirrhose hypertrophique, elle peut cependant s'y montrer, et cel-dès le début comme dans l'observation de Paul Olivier. Générale-lement c'est dans les dernières périodes de la maladie que l'ascite apparaît et, dans tous ces cas, il est fort rare qu'elle atteigne l'importance de l'ascite de la cirrhose atrophique. C'est souvent au moment d'une crise douloureuse accompagnée de poussées fébrile que l'ascite fait son apparition et il n'est pas rare de la voir disparaître ou diminuer notablement avec la cessation de la crise. M. le professeur Hayem (Obs. XV), a noté ce fait remarquable, qu'une ascite abondante ne s'est pas reproduite après une seule ponction.

Il nous paraît intéressant, au point de vue de la genèse de cette ascite, de comparer les données cliniques avec les données anatomo-pathologiques. Dans les 14 autopsies que nous relatons la péritonite ne manque que 4 fois ; de ces 4 cas il y en a deux dans lesquels l'ascite existe, dans les deux autres elle manque. Dans les neuf autres cas on remarque souvent une certaine proportion entre l'intensité de la péritonite, son âge et la quantité de liquide épanché ; plus la péritonite est récente, plus abondante est l'ascite et dans un cas de péritonite chronique étendue l'ascite faisait complètement défaut.

Dans plusieurs cas la péritonite resta limitée autour du foie et le liquide ne se trouvait qu'en petite quantité. Il nous paraît donc logique de conclure que dans le plus grand nombre des cas de cirrhose hypertrophique l'ascite est le résultat de l'inflammation péritonéale. Si, en effet, dans le cas de M. Hayem, l'exsudat péritonéal était dû à un trouble circulatoire dans le courant porte, on ne voit pas pourquoi il ne se serait pas reproduit après une première ponction ; l'absence de nouvelles poussées de péritonite aiguë, au contraire, explique très bien ce fait. Toutefois, il reste quelques cas où l'ascite ne reconnaît pas pour cause une inflammation péritonéale et l'on peut admettre avec M. Hanot qu'alors : « le processus selérotique, s'étendant de plus en plus, pourra, à un moment donné, intéresser à ce point l'aire des capillaires de la veine porte, que la circulation y sera assez gênée pour que l'ascite se produise. »

Comme l'ascite, *la dilatation des veines abdominales* n'est pas un signe constant de la cirrhose hypertrophique. D'une façon générale on peut dire que les veines sont dilatées toutes les fois qu'il y a ascite, cependant leur ectasie précède souvent l'épanchement péritonéal et quelquefois même elle a complètement manqué.

Nous désirons maintenant insister plus particulièrement sur *l'état des voies digestives* au milieu des autres signes que nous venons de décrire. Nous avons déjà vu que la maladie pouvait quelquefois débuter, rarement, il est vrai, par des troubles digestifs, des nausées, des vomissements, de l'anorexie, de la constipation, or ces phénomènes sont toujours éphémères et tandis que l'ictère persiste, l'appétit revient et les digestions redeviennent normales. En effet, dans presque toutes nos observations nous trouvons noté que l'appétit des malades était conservé ; dans nos observations personnelles nous voyons que les malades mangeaient régulièrement leurs quatre degrés d'aliments par jour et M. Jaccoud relate même une vraie boulimie chez ses malades. Aucun de nos malades n'avait de dégoût pour aucun aliment, la graisse ne leur répugnait pas et ils la digéraient parfaitement. La diarrhée alternant avec la constipation ou la prédominance d'un de ces signes ne se voit qu'à une période avancée de la maladie, les selles, dans la période d'état, sont régulières et comme nous l'avons déjà dit, normalement colorées dans la grande majorité des cas.

Cet état satisfaisant des voies digestives chez des individus atteints d'ictère chronique, porteurs de foies si manifestement modifiés dans leur structure, est tout particulièrement intéressant et explique la vigueur, l'entrain que ces malades conservent pendant très longtemps. Ce symptôme est si constant que nous n'hésitons pas à le placer à la suite de l'ictère et de l'hypertrophie hépatique comme caractère capital de la cirrhose hypertrophique au moins de la période d'état de cette maladie.

Les urines des malades, toutes les fois qu'elles ont été examinées, n'ont jamais donné la réaction du sucre, ni de l'albumine. Notre distingué collègue Roger (1), dans un travail récent, relate l'observation d'un malade atteint de cirrhose hypertrophique avec ictère auquel il fit ingérer à plusieurs reprises une certaine quantité de sirop de sucre sans remarquer le passage de ce dernier dans les urines. Il en conclut que les cellules hépatiques ne devaient pas être altérées puisqu'elles transformaient parfaitement le sucre alimentaire et l'empêchaient de déterminer la glycosurie. Ce fait expérimental confirme les données anatomiques et cliniques.

Chez trois de nos malades nous avons journellement pesé la quantité des urines et leur contenu en urée. Les quantités d'urine étaient normales variant entre 1300 et 1600 gr. par 24 heures, celles de l'urée étaient soumises à des oscillations assez considérables ; elles ne sont jamais descendues au-dessous de 11 gr. par litre et atteignaient parfois le chiffre de 24 gr. par litre. D'une façon générale il y avait donc une légère diminution dans le taux de l'urée, mais jamais nous n'avons trouvé 4 ou 9 gr. comme en présentait le malade qui fait l'objet de la XIIIe observation de M. Hanot.

Dans la période d'état la cirrhose hypertrophique peut se compliquer de divers accidents qui n'ont généralement eu aucune influence sur sa marche ultérieure. Parmi les complications que nous trouvons dans nos observations, c'est l'érysipèle de la face qui est le plus souvent noté ; il s'est montré chez 4 malades et chez l'un d'eux (Obs. XIII) il a récidivé plusieurs fois. Chez tous ces malades il a évolué comme chez un individu sain et robuste, ayant débuté avec son appareil fébrile habituel et s'étant terminé sans laisser trace. L'engorgement des parotides est noté 2 fois (Obs. XIII et XIV) ; une éruption furonculeuse 1 fois (Obs. XIV) et l'endopéricardite 1 fois. Le malade qui a

(1) Contribution à l'étude des glycosuries d'origine hépatique. Revue de médecine, 1886, p. 944.

présenté cette complication (Obs. XX) était cirrhotique depuis deux ans et est mort du choléra.

La *marche* de la cirrhose hypertrophique est essentiellement lente ; pendant des années les individus qui en sont atteints peuvent ne présenter que les signes caractéristiques de leur affection sans se sentir malades.

De temps à autre, surtout à la suite de fatigues ou de quelque excès alcoolique surtout, ils éprouvent des douleurs dans l'hypocondre droit, l'ictère augmente d'intensité, ils ont quelques troubles digestifs, puis ils se remettent et reprennent leurs travaux. Parfois les crises douloureuses affectent un caractère plus aigu, s'accompagnant de poussées fébriles, de nausées, de vomissement et de tympanisme abdominal. C'est souvent dans le courant de ces crises qu'apparaît l'ascite et nous avons vu que M. Jaccoud a pu constater l'augmentation du volume du foie sous leur influence. M. Hanot a également pu constater chez le malade qui fait l'objet de sa XIe observation une augmentation notable du volume du foie pendant une de ces crises douloureuses. Cependant la marche de la maladie est quelquefois accélérée par des conditions ordinairement indépendantes du malade. Ainsi la misère physiologique et morale comme dans l'observation IX; une maladie intercurrente grave comme dans l'observation I, un refroidissement comme dans l'observation XXIV peuvent déterminer une mort rapide.

La période d'état de cette maladie est ordinairement très longue et le passage à la phase ultime n'est quelquefois annoncée par aucun symptôme prodromique, d'autres fois il s'effectue à la suite d'une crise douloureuse.

Dans quelques cas enfin, le malade commence à dépérir, il mange et mange même beaucoup, mais il maigrit, la diarrhée devient de plus en plus intense et dans plusieurs des observations que nous relatons ce signe joue un grand rôle en hâtant la terminaison de la maladie. Bientôt l'appétit disparaît, les malades s'affaiblissent de plus en plus, la fièvre s'allume, la température monte, la langue devient fuligineuse, les poumons se congestionnent et l'on y entend de nombreux râles muqueux,

le malade est en délire et finit par succomber dans cet état
typhique. Le plus souvent c'est avec tous les symptômes de
l'ictère grave que ces malades succombent. On observe alors, à
un moment donné, que leur ictère devient plus foncé, ils sont
mal à leur aise, le soir ils ont des frissons, de la fièvre et peu
après survient un symptôme grave et qui annonce la mort
prochaine, l'hémorragie ou plutôt des hémorrhagies multiples.
Les plus fréquentes sont les épistaxis, mais l'hématémèse, le
melœna et l'hématurie, parfois le purpura ne tardent pas à se
montrer. Le malade perd rapidement ses forces, il tombe dans
une prostration profonde et succombe dans le coma à moins
qu'une hémorrhagie très abondante ne l'ait enlevé rapidement.

On voit donc qu'on peut distinguer deux périodes dans la
marche de la cirrhose hypertrophique, l'une que nous appelons
période d'état s'étendant depuis le début de la maladie jusqu'à
l'apparition des phénomènes graves comme la diarrhée profuse,
les hémorrhagies ; la deuxième période finale commençant avec
ses signes graves et se terminant par la mort. Le contraste entre
ces deux périodes est si frappant par la longue durée et la bénignité de la première, la marche rapide, foudroyante parfois, de
la seconde, qu'il nous paraît caractériser la cirrhose hypertrophique.

La *durée* de cette maladie est ordinairement de plusieurs
années. Dans nos observations nous relevons, parmi les malades
qui ont succombé, un seul décès au bout de quinze mois de
maladie. La durée de deux ans est un minimum, les chiffres
de sept, neuf et douze ans reviennent plusieurs fois et on
peut dire que la moyenne est de quatre ans. Le malade de
l'observation suivante est âgé de 51 ans ; il n'avait que 21 ans
lorsque débuta l'ictère dont il est atteint et s'il faut l'en croire
il n'aurait pas encore fait d'excès alcooliques à ce moment là.
L'examen minutieux nous a révélé chez lui tous les signes de la
période d'état de la cirrhose hypertrophique qui aurait donc
aujourd'hui une durée extraordinaire de trente ans. Nous la
publions à titre de curiosité clinique.

Observation V.

(Personnelle.)

Heurtemotte Aquilas, âgé de 51 ans, mécanicien. Parents morts depuis longtemps. Jusqu'à 21 ans, le malade, sauf de fréquentes migraines, se serait toujours bien porté. A cette époque, il entra au service militaire et trois mois après, sans cause appréciable, il devint jaune, mais put continuer son service. Son appétit ne s'altéra pas, il eut de fréquentes fringales, mangea beaucoup et n'eut de répugnances pour aucun aliment. Il n'eut jamais des douleurs hépatiques, pas de crises douloureuses, jamais de fièvre.

Nausées et vomissements surtout après des excès alcooliques; jamais ses selles n'ont été décolorées. Pas de syphilis, pas de fièvres intermittentes, il n'a jamais habité des pays chauds ou palustres.

De temps en temps, à la suite d'excès alcooliques ou de travail, il éprouve de la fatigue, quelques légers troubles gastriques et il entre, comme cette fois-ci, à l'hôpital pour se reposer. Au bout de quelques jours, tous ces symptômes disparaissent, l'ictère persiste et le malade quitte l'hôpital pour reprendre son travail. Il est père de cinq enfants bien portants.

L'ictère est actuellement généralisé et intense; il n'y a pas de prurit. La matité hépatique dépasse le rebord costal de quatre travers de doigt et remonte en haut jusque dans le cinquième espace costal. Le bord inférieur est tranchant, le lobe gauche arrive jusque dans la régon splénique où il est arrêté par la rate considérablement hypertrophiée. La palpation de ces deux organes révèle une surface lisse unie et l'on ne provoque quelque sensibilité que par une compression profonde. Pas la moindre trace d'ascite, pas de dilatation veineuse visible à la surface des parois abdominales. Celles-ci ne sont tendues qu'à leur partie supérieure, l'inférieure étant tout à fait normale. Léger souffle systolique à la pointe du cœur; les autres organes sont sains.

L'appétit du malade est excellent, il a même un peu de boulimie. Les selles sont moulées, colorées; il a régulièrement une ou deux selles par jour. La quantité des urines est normale, elles sont hautes en couleur; actuellement, il n'y a pas de pigment biliaire, pas d'albumine ni sucre. Le malade nous dit qu'il maigrit depuis quelque temps.

DIAGNOSTIC.

La cirrhose hypertrophique une fois constituée présente un ensemble de signes et une marche tout à fait caractéristiques, qui suffisent pour faire reconnaître cette maladie. Dans les cas les plus simples, dénués de toute complication, c'est-à-dire lorsqu'il s'agira d'un homme encore jeune, alcoolique quelquefois, devenu ictérique le plus souvent sans cause appréciable, présentant une hypertrophie du foie et de la rate, n'ayant pas d'ascite et jouissant malgré cela d'un bon état général, le diagnostic s'imposera à première vue ; il n'y a pas d'autre maladie qui présente ce tableau clinique.

Ce n'est certes pas avec la *cirrhose atrophique* à sa période d'état qu'on confondrait la cirrhose hypertrophique, mais celle-ci étant encore considérée par certains auteurs comme la première phase de la cirrhose de Laënnec, il faut que nous nous arrêtions un moment sur ce point. Nous avons déjà dit ailleurs que la cirrhose atrophique à son début n'a été qu'exceptionnellement observée sur la table d'autopsie et c'est encore plus rarement qu'on a pu l'observer cliniquement. Cependant quelques auteurs ont eu cette rare fortune. Or, ni le malade de Hérard (Soc. Médic. des hôpitaux 1875) ni celui de Kelsch et Wannebroucq (Arch. phys. 1881) ne présentaient les signes de la cirrhose hypertrophique, en ce sens que si leur foie était gros, ils n'étaient pas ictériques et ne présentaient pas l'état général des vrais cirrhotiques hypertrophiés.

Plus tard, lorsque la maladie se complique, lorsqu'elle entre dans la phase terminale, lorsque l'ascite survient, le diagnostic devient plus difficile ; alors on doit recourir aux commémoratifs et la longue durée ordinaire de la cirrhose hypertrophique, l'existence pendant un temps prolongé de l'ensemble de ces symptômes permettront encore de la démêler et de la distinguer de la cirrhose atrophique.

MM. Dieulafoy (1) et son élève Guiter (2) ont cherché dans ces dernières années à établir une nouvelle classe de cirrhoses qu'ils appellent les *cirrhoses mixtes*. Ces auteurs, tout en admettant l'existence de cas types de cirrhose atrophique et hypertrophique, croient cependant qu'on a eu tort de trop délimiter les affections. Ils citent un certain nombre de cas ou des symptômes de l'une et de l'autre cirrhose se trouvaient réunis, de même qu'à l'autopsie on trouvait accouplées quelques lésions attribuées à l'une et à l'autre des deux cirrhoses. Il n'entre pas dans le plan de notre travail de discuter la place, dans le cadre nosologique à laquelle ressortissent ces faits, mais il nous a été facile d'établir par la lecture des observations, que la cirrhose hypertrophique se distingue complètement des cirrhoses mixtes et par son appareil clinique, par son évolution et par ses caractères anatomo-pathologiques. Dans aucune des observations citées par ces auteurs comme cirrhose mixte on ne rencontre l'ensemble des symptômes, la marche lente, la longue durée de la cirrhose hypertrophique, pas plus que leur examen anatomo-pathologique ne révèle les lésions que nous croyons caractéristiques de cette cirrhose.

L'impaludisme peut donner lieu à un appareil symptomatique qui ressemble à celui de la cirrhose hypertrophique : hypermégalie hépato-splénique, teinte ictérique, accès fébriles. Mais dans ces cas les antécédents des malades donneront de précieux renseignements. En effet, les malades ont eu ordinairement des accès francs de fièvre intermittente longtemps avant de présenter leur état actuel et ils indiquent souvent nettement les pays notoirement paludéens, où ils ont été infectés. Ensuite, lorsqu'un palustre arrive à ce degré son organisme est déjà bien détérioré, son état général est ordinairement mauvais et il ne tarde pas à présenter des signes graves.

Enfin il reste une pierre de touche qui permettra souvent de trancher la question, c'est le traitement. Tandis que le sulfate de quinine reste sans aucune action sur les dimensions du foie,

(1) Gaz. hebd., 1881, nᵒˢ 39, 40, 41 et 43.
(2) Thèse de Paris, 188

sur l'intensité de l'ictère dans la cirrhose hypertrophique, il agit le plus souvent sur le foie palustre et l'on peut, dans ces cas, voir sous son influence le foie diminuer progressivement de volume, de même la rate ; les poussées douloureuses dans les hypocondres s'amendent, l'ictère diminue et disparaît même complètement. Il faudra donc toujours recourir dans des cas en litige aux commémoratifs d'une part, au sulfate de quinine d'autre part.

Pour ce qui concerne l'*hépatite syphilitique*, M. Rendu dans son article du Dictionnaire encyclopédique en résume les symptômes de la manière suivante : « Peu douloureuse, l'hépatite syphilitique se caractérise par des malaises vagues et des troubles digestifs ; elle s'accompagne de diarrhée et d'albuminurie, presque jamais elle n'entraîne d'ictère. Localement on constate habituellement une hypertrophie notable du foie et de la rate, sans ascite ou avec une ascite modérée ; la palpation permet exceptionnellement de sentir des inégalités à la surface de la glande. Dans certains cas le diagnostic est difficile, l'ictère peut se montrer et l'on ne sentira pas les nodosités sur la surface du foie hypertrophié. Il faut alors chercher minutieusement quelque stigmate de syphilis et surtout avoir recours au traitement. spécifique. Jamais le traitement spécifique n'a donné de résultat dans les cas de cirrhose hypertrophique avérée et l'on peut voir dans une belle observation de M. le professeur Hayem (Bulletin de la Soc. anatom. ; séance du 4 juin 1885) combien rapide a été son action dans un cas d'hépatite syphilitique simulant une cirrhose hypertrophique avec ictère.

Les crises douloureuses qui surviennent parfois dans le cours de la cirrhose hypertrophique pourront faire songer, surtout lorsque la maladie est à son début, à une *lithiase biliaire*. Mais les crises de la cirrhose n'affectent jamais la même acuité, ne s'irradient pas spécialement à l'épaule droite, comme les véritables accès de colique hépatique. Ceux-ci peuvent être frustes, c'est-à-dire peu aigus, s'accompagner d'ictère, d'hypertrophie du foie et même de la rate, mais, dit M. Hanot, « il est difficile d'admettre que, pendant l'évolution d'une lithiase biliaire qui dure des années, il ne se sera pas produit de temps à autre quelques accès caractéristiques ». En tout cas, jamais dans la lithiase biliaire l'hypertrophie hépatique n'atteint les dimensions considérables qu'elle présente dans la cirrhose hypertrophique, l'hypertrophie de la rate y est rare et enfin la présence du corps du délit, le calcul biliaire dans les selles viendra souvent éclairer le diagnostic.

La *cirrhose graisseuse*, décrite par Hutinel et Sabourin, qu'elle soit une manifestation de la tuberculose ou de l'alcoolisme, présente une marche tellement spéciale que par elle seule toute confusion avec la cirrhose hypertrophique devient impossible. En effet, dans une première période les malades atteints de cirrhose graisseuse ne présentent que des symptômes peu marqués, quelques troubles digestifs, l'augmentation du volume du foie, pas d'ascite. Lorsque l'ictère fait son apparition la maladie entre dans sa phase terminale et souvent en peu de jours la mort survient au milieu de troubles nerveux, de signes d'une péritonite aiguë ou d'une tuberculisation généralisée.

Dans le diabète sucré on peut observer parfois avec une hypertrophie hépatique une couleur ictérique de la peau. MM. Hanot et Chauffard ont publié plusieurs faits de ce genre. La marche de la maladie, la polyurie, la présence du sucre dans les urines qui a toujours fait défaut dans la cirrhose hypertrophique, pour mettent facilement le diagnostic différentiel.

Le *cancer du foie* (1) ne s'accompagne ordinairement pas d'ictère; celui-ci n'est signalé par Frerichs que 51 fois sur 98 cas et lorsqu'il existe il est ordinairement dû à la compression des grands canaux biliaires par le néoplasme. Cependant le cancer du foie peut donner lieu à un ictère chronique sans ascite et cela en comprimant dans l'intérieur du foie un certain nombre de canalicules ou en provoquant une angiocholite dans son voisinage sans compromettre la circulation porte.

En outre le foie peut souvent prendre un développement considérable et le diagnostic pourra présenter quelques difficultés. Mais lorsque le foie cancéreux est très gros, il est facile de constater sur sa surface des bosselures de volume et de nombre va-

(1) Jaccoud. Leçons de clinique médicale de la Pitié, 1885. p. 38.

riables et ces bosselures sont, en raison de leur fréquence, un des meilleurs signes cliniques du cancer hépatique. Ensuite, la tuméfaction splénique manque généralement dans le cancer du foie, les troubles gastro-intestinaux persistants y sont la règle et devancent même le plus souvent l'augmentation de volume de la glande. De plus, le meilleur signe diagnostic est la marche toute différente dans les deux maladies ; tandis que le cirrhotique peut très bien se porter pendant longtemps malgré son ictère et ses lésions organiques, le cancéreux présente sa cachexie si spéciale et marche rapidement vers le dénouement fatal.

Le cancer massif du foie que notre ami et collègue, le docteur Gilbert (1), a étudié tout dernièrement, a de commun avec la cirrhose hypertrophique l'absence d'ascite et l'aspect lisse de la surface hépatique. Mais la marche de ce cancer est rapide, foudroyante parfois et il ne s'accompagne pas d'ictère.

Lorsqu'un *kyste hydatique* siège à la superficie du foie, le diagnostic ne présentera aucune difficulté, mais s'il se développe dans l'intérieur de l'organe il pourra donner lieu à un ictère chronique, à une hypertrophie considérable sans que l'état général devienne mauvais et il sera facile de se méprendre dans ce cas. Cela est si vrai qu'à plusieurs reprises on a ponctionné des foies cirrhotiques en les croyant atteints de kystes hydatiques et parfois, seule, la ponction exploratrice pourra permettre le diagnostic entre les deux affections.

Le diagnostic est encore plus difficile lorsqu'il s'agit de ces cas rares de *kystes hydatiques alvéolaires* décrits par Buhl et Virchow et qui s'accompagnent, comme la cirrhose hypertrophique, d'une hypertrophie hépato-splénique, d'ictère chronique et d'un bon état général persistant. Cependant l'hypertrophie de la rate et du foie dans la cirrhose hypertrophique est ordinairement plus prononcée, la surface hépatique est plus unie que dans l'hydatite alvéolaire. Il faut dire surtout que la rareté extrême de cette dernière affection permettra de la négliger dans la discussion du diagnostic de la cirrhose hypertrophique.

(1) Du cancer massif du foie. Thèse de Paris, 1886.

La *leucémie* qui donne lieu à l'hypertrophie du foie et de la rate peut s'accompagner d'ictère, mais cela est rare et d'autre part sa marche, ses caractères cliniques et surtout l'examen du sang permettront d'éviter toute erreur.

L'hypertrophie du foie amyloïde ne s'accompagne que rarement d'ictère et d'ailleurs la présence d'une tuberculose, d'une carie, d'une suppuration prolongée suffiront pour éclairer la situation.

PRONOSTIC

D'une façon générale le pronostic de la cirrhose hypertrophique est grave ; les modifications profondes que subit un organe aussi important que le foie, la durée prolongée de l'ictère finissent toujours par déterminer dans l'organisme des troubles profonds dont la mort sera l'issue fatale. Mais relativement à la cirrhose vulgaire le pronostic de notre cirrhose est bien moins sombre ; la maladie dure plus longtemps, l'état général peut rester satisfaisant pendant des années ; les malades continuent à se nourrir, ils peuvent travailler, ils ne sont que rarement et tardivement incommodés par l'ascite.

D'ailleurs cette dernière est bien moins rebelle que dans la cirrhose atrophique, car reconnaissant le plus souvent pour cause une poussée péritonitique, elle peut disparaître avec celle-ci sans même se reproduire de nouveau. Dans l'observation XIX nous voyons qu'une seule ponction a suffi pour débarrasser le malade pour toujours de l'ascite.

Si le malade s'abstient d'excès, s'il ne se trouve pas dans de mauvaises conditions physiologiques, s'il ne survient pas quelque maladie intercurrente grave, il peut espérer une survie incomparablement plus longue et moins pénible que le malade atteint de cirrhose atrophique.

Cette bénignité relative de la cirrhose hypertrophique trouve son explication dans l'état de la cellule hépatique qui résiste longtemps, comme nous l'avons montré dans l'anatomie pathologique, à l'envahissement du tissu conjonctif et confirme une fois de plus la loi générale formulée par notre maître M. Hanot (1).

Dans les cirrhoses, au point de vue anatomo-pathologique, le diagnostic est lié à la topographie de la néoformation conjonctive : *le pronostic à l'état de la cellule hépatique.* »

(1) Sur la cirrhose atrophique à marche rapide. Arch. gén. de médecine, 1882, n⁰ˢ de juin et juillet.

ÉTIOLOGIE

Les antécédents héréditaires et même personnels de la plupart des malades atteints de cirrhose hypertrophique sont fort peu importants et ne donnent ordinairement aucun éclaircissement sur la cause passible de leur affection. Celle-ci débute très souvent sans qu'on puisse la rattacher à aucune cause générale ou locale et l'étiologie reste complètement obscure dans ces cas. Nous avons systématiquement éliminé les observations dans lesquelles la syphilis ou l'impaludisme ont été notés ; ces deux maladies infectieuses peuvent donner lieu à des cirrhoses hypertrophiques. Mais comme nous l'avons vu, ces cirrhoses ont des caractères cliniques et anatomo-pathologiques propres qui les distinguent nettement de celle que nous étudions. L'alcoolisme par contre paraît être une cause importante de cette maladie, 8 fois sur 26 cas il est expressément indiqué et dans deux cas où il s'agissait d'un nouveau-né et d'un enfant de 11 ans (Obs. VI, XVI) il est dit que le père de l'un et la mère de l'autre étaient de grands alcooliques. Dans un cas (Obs. XI) la maladie a débuté après une chute dans l'eau pendant l'hiver, de sorte qu'on pourrait se demander si le froid humide et brusque a eu quelque influence sur sa genèse. Ce cas est unique et nous avouons qu'il nous paraît difficile d'admettre cette action du froid.

Un autre élément qui nous semble avoir une certaine valeur étiologique est l'âge des malades. Remarquons, en effet, que dans les 26 observations que nous rapportons la maladie s'est développée à un âge relativement peu avancé. L'un de nos malades a actuellement 51 ans, mais sa maladie a débuté lorsqu'il n'avait que 21 ans ; une des malades de M. le Professeur Potain avait 33 ans lorsque l'éminent clinicien a eu l'occasion de l'examiner, mais sa maladie datait de 12 ans. L'âge de 40 ans n'est que fort rarement dépassé et c'est de 20 à 35 ans que la cirrhose hypertrophique se développe le plus fréquemment.

L'enfance n'est cependant pas épargnée et l'observation qui va suivre, publiée par M. d'Espine en 1880 (Gazette médicale de Paris, 1880, p. 555), est un curieux exemple de cirrhose hypertrophique survenue chez un enfant nouveau-né.

OBSERVATION VI.

(Prof. A. d'Espine, de Genève. Gaz. méd. de Paris, 1880, p. 555.)

L'enfant H., beau garçon, né à terme après un accouchement facile et normal le 22 février 1879, présente, dès le premier jour, une coloration ictérique qui augmente d'intensité les jours suivants.

Il a rendu son méconium le deuxième jour. Appelé par la sage-femme le 26 février (cinquième jour), je constate un ictère généralisé, non seulement à toute la surface cutanée, mais aussi aux conjonctives et à la muqueuse buccale. L'enfant ne paraît point souffrant, il n'a pas de fièvre, il tette bien le sein de sa mère. Ses selles sont jaunes, parfaitement normales.

Le 2 mars (neuvième jour), l'enfant a décliné, il a maigri et présente un œdème mou sur le dos des mains et des pieds. La teinte ictérique a plutôt augmenté. L'urine est fortement teintée par la matière colorante de la bile, elle ne contient pas de quantités appréciables d'albumine. Le cordon est tombé aujourd'hui, *léger suintement sanguin par la plaie ombilicale.* Je constate un piqueté hémorrhagique sur les deux côtés du raphé de la voûte palatine.

Le 6 mars (treizième jour), le suintement sanguin par l'ombilic continue et augmente malgré un bandage compressif. Le sang ne se coagule pas, il est clair et présente une légère teinte jaunâtre. L'urine est toujours fortement ictérique, non albumineuse. Pas de fièvre. Selles normales jaunes. Tympanite, pas d'ascite, pas de lacis veineux sur les parois de l'abdomen. Quelques *ecchymoses* à la peau des tempes et au sacrum.

Le foie ne paraît pas augmenté de volume. Le 9 mars (seizième jour), l'omphalorrhagie s'est arrêtée sous l'influence de l'ouate perchlorurée. L'enfant a beaucoup vomi dans la soirée, et s'est tellement refroidi que la mère a cru le perdre.

Le 11 mars (dix-huitième jour), on constate de nouvelles ecchymoses très étendues sur la peau du thorax, au-devant de l'oreille droite et sur le dos du pied, 140 pulsations. Température rectale 36,4. Il a recommencé à prendre le sein et paraît plus vif que les jours précédents.

Le 13 mars (vingtième jour, l'omphalorrhagie continue sous la forme de suintement continu qui augmente au moment du cri. Le *sang* est très fluide, le sérum est jaunâtre. Examiné au microscope, il présente une grande quantité de leucocytes de dimensions variables. Beaucoup de globules rouges possèdent un noyau. On remarque en outre un certain nombre d'aiguilles cristallines très fines groupées en gerbe autour d'un leucocyte, qui ont tous les caractères des cristaux de tyrosine. Dans le sérum, on trouve quelques cristaux très longs, très effilés, qui, d'après mon collègue le professeur Lahn, sont identiques à ceux que Neumann a décrits dans la moelle osseuse du nouveau-né.

L'urine est toujours fortement ictérique. Examinée parM. Monnier, elle présente nettement la réaction des acides biliaires, ainsi que la réaction du pigment biliaire. Le fond du vase renferme des cylindres épithéliaux colorés par la bile, comme ceux qui ont été décrits par Nothnagel.

L'enfant a eu hier une petite crise de convulsions. T. rectale 36°, pouls 120.

Les selles continuent à être bilieuses. La *rate* est augmentée de volume; on la sent par la palpation au-dessous du rebord costal gauche, qu'elle dépasse de 4 centimètres. Le bord de la rate est à 3 centimètres de l'ombilic.

Le 14 mars (vingt-et-unième jour), on constate pour la première fois *quelques caillots sanguins rouges dans les selles*. L'omphalorrhagie a diminué, mais n'a pas entièrement cessé. Nouvelles ecchymoses aux lombes et sur différents autres points de la surface cutanée. La rate a encore augmenté; elle déborde de 5 centimètres. L'enfant continue à prendre le sein malgré sa faiblesse.

Le 16 mars (vingt-troisième jour), l'enfant se refroidit et s'éteint sans convulsions vers six heures du soir.

Autopsie. a. Examen macroscopique. — Coloration ictérique très foncée de toute la peau et des muqueuses. Ecchymoses nombreuses; celle de la voûte palatine est encore visible, elle n'est pas ulcérée.

La cavité péritonéale est saine et ne contient pas de liquide.

Le *foie* attire de suite l'attention par sa grosseur et par sa coloration vert olive; sa surface est lisse et sa forme normale. Sa consistance n'est pas diminuée, elle est plutôt augmentée. A l'ouverture de l'abdomen (avant l'ouverture du thorax), il recouvre l'estomac tout entier et dépasse notablement les fausses côtes; il mesure 10 cent. 1|2 de largeur, 8 centimètres de hauteur et 3 centimètres d'épaisseur. La *vésicule* renferme une certaine quantité de bile verte, boueuse, qui s'écoule facilement par la pression dans l'intestin. Pas de bouchon muqueux dans le canal cholédoque. La *veine ombilicale* est saine et perméable jusqu'à 1 centimètre de l'ombilic. A ce niveau, on constate une oblitération incomplète par un trombus en voie d'organisation. La *coupe du foie* paraît normale, sauf la coloration vert olive.

La *rate* est énorme et déborde les fausses côtes. Elle mesure 7 centimètres de longueur, 5 centimètres de largeur et 2 centimètres d'épaisseur. Sa consistance est plutôt augmentée ; la surface est lisse et la coupe paraît normale.

L'*estomac* présente 255 ecchymoses à sa face interne ; pas d'ulcérations, ni dans l'estomac, ni dans l'intestin.

Les *reins* mesurent 4 centimètres de long sur 2 de large ; ils sont fortement teintés en jaune. On constate de petites ecchymoses punctiformes, disséminées à la surface et dans le parenchyme.

Les *poumons* ne présentent rien d'anormal à l'œil nu, sauf quelques ecchymoses sous-pleurales.

Le *péricarde* contient une petite quantité de sérosité sanguinolente.

Le *cœur* est pâle ; il présente vers la pointe une large tache ecchymotique qui pénètre sous la forme d'infarctus dans l'épaisseur de la paroi inter-ventriculaire.

Le *trou ovale* est encore largement ouvert. Le *conduit de Botal* est perméable, surtout du côté de l'aorte.

L'*encéphale* paraît sain, sauf la coloration ictérique des plexus choroïdes.

Le *sang*, conservé pendant une semaine environ dans un tube, reste fluide, ne se décompose pas et prend une belle couleur violette.

b. Examen microscopique. — Le *foie* est profondément altéré, comme le démontrent les coupes faites sur des pièces durcies dans le liquide de Müller et l'alcool, et coloriées, soit à l'hématoxyline, soit au carmin, soit à l'éosine et au vert d'aniline. Les espaces interlobulaires autour des ramifications des vaisseaux hépatiques sont notablement agrandis et sont visibles même à l'œil nu sur les pièces durcies sous la forme de petites taches blanches. Ces traînées conjonctives sont remplies pour la plupart de tissu embryonnaire, à petites cellules rondes de 7 à 10, fortement colorées par les réactifs ; par places même, ces traînées sont formées par du tissu conjonctif adulte fibro-lamineux. La capsule est épaissie par places.

La néoformation cellulaire pénètre partout dans l'intérieur des lobules, où elle occupe l'interstice des cellules hépatiques et y forme des guirlandes étroites qui paraissent former par places comme des canaux. soit des îlots arrondis.

Les cellules hépatiques tranchent sur la néoformation par leur coloration ictérique ; elles ont conservé en général leur forme. Elles contiennent soit des granulations moléculaires, soit des blocs de pigment biliaire ; leur noyau est peu visible. Dans certains lobules, qui sont en minorité et qui se colorent mal par les réactifs, on trouve dans les cellules hépatiques de fines granulations graisseuses. Enfin, dans quelques points, les cellules deviennent nuageuses et paraissent atrophiées, mais c'est l'exception. Nulle part de gouttelettes graisseuses indiquent la fonte aiguë des cellules. Nulle part non plus des cristaux de leucine ou de tyrosine, comme on en trouve dans l'hépatite parenchymateuse.

Dans les espaces interlobulaires agrandis, on voit la coupe des canalicules biliaires obstrués par un épithélium cubique et présentant à leur centre un bloc de pigment biliaire. Dans d'autres coupes, on voit des canalicules biliaires en long bourrés par l'épithélium.

En résumé, cirrhose avec inflammation des petits canalicules biliaires. Rétention de la bile dans les dernières ramifications biliaires et dans les cellules dont quelques-unes commencent à s'atrophier.

Les fibres du *cœur* sont saines, excepté au niveau de l'infarctus hémorrhagique ; on constate dans ce point de petits épanchements sanguins dans l'intérieur des faisceaux primitifs et une accumulation de cellules rouges semblables à celles du foie, disposées sans ordre dans le tissu conjonctif et arrivant jusqu'au péricarde.

Les fibres musculaires du *diaphragme* sont saines.

Les *poumons*, qui paraissaient sains à l'œil nu, présentent un épaississement fibreux des parois alvéolaires de la tunique externe des petits vaisseaux et des bronchioles. On trouve par places les alvéoles remplis de cellules épithéliales.

Les *reins* sont peu altérés. L'épithélium des tubuli contorti n'est point dégénéré ; il est seulement teinté en jaune par le pigment biliaire. On constate par places de petits épanchements le long des artérioles afférentes au glomérule. Quelques branches artérielles transversales à la base du labyrinthe sont entourées d'une néoformation cellulaire analogue à celle du foie.

L'*intestin* n'est pas altéré.

Les travées conjonctives de la *rate* paraissent épaissies.

L'*humérus* a été fendu en long ; la moelle, examinée, soit dans la diaphyse, soit dans l'épiphyse, est rouge et ne présente rien d'anormal au microscope.

Pas trace de micrococcus ou de bactéries, ni dans les viscères, ni dans les vaisseaux de la pie-mère, ni dans le sang de la veine ombilicale.

Commémoratifs. a. De famille. — Le *père* est un véritable hercule ; il a une épaisse chevelure et ne présente aucune cicatrice suspecte. Il ne se rappelle jamais avoir eu ni chancre, ni taches sur la peau. Il est adonné aux boissons spiritueuses et en particulier à l'absinthe.

La *mère* que je soigne depuis un an, n'a jamais eu la syphilis ; elle n'a jamais fait de fausse couche et ne présente absolument rien de suspect ; elle a été revue huit mois après son accouchement et ne présentait aucune manifestation spécifique. Elle est actuellement (octobre 1879) enceinte de trois mois.

La mère est sujette depuis sa première grossesse à des éruptions hémorrhagiques qui rappellent l'érythème noueux. Presque tous les mois, surtout avant les règles, mais quelquefois aussi dans son intervalle, elle voit apparaître sur les bras et sur les épaules, plus rarement sur le tronc, des élevures rouges, dures, douloureuses, qui passent au violet ecchymotique, puis au jaune. Comme jeune fille, elle a été sujette à des épistaxis répétées et abondantes.

Son premier enfant, né en 1872, actuellement un gros garçon de 7 ans, est sujet depuis l'âge de 4 ans à une éruption discrète de taches de purpura. Il a souffert d'une affection scorbutique des gencives, qui a fait tomber une partie de ses dents et noirci les autres. Le début de la maladie coïncide avec l'établissement de la famille dans un logement neuf, très humide, à Lausanne, où elle a passé une année.

Le second enfant, une petite fillette de 6 ans, est née en 1874 avec un ictère très foncé, répandu sur tout le corps, qui colorait en jaune les conjonctives. Cet ictère a duré six semaines, sans affecter sa santé. L'enfant a eu plusieurs fois de l'éclampsie pendant les deux premières années. Elle avait un an au moment de l'entrée dans l'appartement humide. A 17 mois, le scorbut s'est déclaré ; les gencives ont été malades, maintenant encore elles saignent facilement. Plusieurs dents sont tombées. Elle a comme son frère de fréquentes éruptions discrètes de purpura. Sa santé s'est beaucoup améliorée dans cette dernière année ; elle est très vigoureuse actuellement.

Le troisième enfant, une belle fillette venue à terme en 1876 a eu aussi de l'ictère qui est apparu le troisième jour, a été très léger et a disparu déjà au bout de cinq jours. Elle n'a jamais eu d'éruption hémorrhagique et est morte d'une bronchite capillaire à l'âge de 18 mois.

Le quatrième enfant, né en 1878, était un garçon mort-né, à terme, de belle venue. D'après ce que croit la mère, la mort aurait précédé de quelques jours l'accouchement ; elle a été attribuée à l'étranglement par une anse du cordon.

Un an plus tard en février 1879, la mère accouchait de l'enfant qui est le sujet de notre observation.

b. De la grossesse et de l'accouchement. — La grossesse a été accompagnée, comme les précédentes, de vomissements pendant les premiers mois. La mère a été pendant toute la grossesse sous le coup de violentes émotions morales. Son mari, quand il avait bu, la menaçait de mort et a donné plusieurs fois à ces menaces un semblant d'exécution ; elle vivait dans des transes continuelles.

L'accouchement s'est fait en ville, dans un logement aéré. Il a été très facile et sans complications (présentation du sommet). L'enfant n'était point asphyxié à sa naissance. La mère a eu d'excellentes suites de couches, sans fièvre, sans douleurs. Elle a nourri elle-même son enfant.

L'auteur fait suivre son observation d'un diagnostic très rationnel et arrive, par voie d'exclusion à classer son cas dans la cirrhose hypertrophique de Hanot. Ce cas est, en effet, une vraie cirrhose hyperthrophique en miniature ; l'enfant, né à terme, vigoureux, devient rapidement ictérique, mais conserve son appétit pendant plusieurs jours ; ses selles sont normalement colorées, et il ne commence à dépérir que lorsque les hémorrhagies se montrent. Au bout de vingt-trois jours il finit par succomber et à son autopsie on trouve un gros foie, une grosse rate, pas d'obstacle à l'écoulement biliaire et, au microscope, avec la cirrhose on voit que la grande majorité des cellules avaient conservé leur aspect normal, sauf une infiltration de pigment biliaire plus ou moins abondante.

Le sexe masculin paraît plus disposé à cette maladie que le féminin ; sur 26 cas, nous trouvons 22 hommes et 4 femmes seulement. Nous pouvons donc conclure de ce qui précède que dans la majorité des cas la cause de la cirrhose hypertrophique reste encore à trouver, mais deux éléments semblent jouer un rôle prépondérant dans le développement de cette maladie, ce sont l'alcoolisme et l'âge peu avancé.

PATHOGÉNIE

Requin, qui fut le premier à montrer, par ses observations, que la cirrhose n'entraîne pas nécessairement l'atrophie du foie et que les deux lésions, hypertrophie et cirrhose, peuvent parfaitement exister ensemble, attribua la cirrhose à un vice de nutrition propre au foie. Pour cet auteur, le processus de la cirrhose consisterait dans l'atrophie des granulations hépatiques saines par le développement d'une autre partie de granulations et lorsque celles-ci s'hypertrophient en assez grand nombre, il peut résulter une hypertrophie générale du foie.

Todd a beaucoup insisté sur les différences cliniques qui existent entre les deux cirrhoses, atrophique et hypertrophique, et il concluait que ces deux affections devaient reconnaître un mode pathogénique différent. Pour le célèbre clinicien anglais, la cirrhose de Laënnec est une affection de nature essentiellement atrophique ; le processus destructeur débuterait dans les cellules hépatiques et la lésion de la capsule de Glisson (la cirrhose proprement dite) ne serait que secondaire. Dans la cirrhose hypertrophique, au contraire, l'augmentation du volume du foie reconnaîtrait des causes multiples, l'épaississement de la capsule de Glisson, l'accumulation de graisse dans les cellules, la congestion biliaire et sanguine.

Lorsque P. Olivier publia, en 1871, son observation de cirrhose hypertrophique, qui est un type du genre, il remarqua deux points importants chez son malade, d'une part, qu'il n'était âgé que de 22 ans, et, d'autre part, que depuis l'âge de 13 ans, il faisait des excès alcooliques. Or, l'alcool qui, suivant les travaux de Perrin, Lallement et Duroy, se retrouve, après ingestion, en plus grande quantité dans le foie, y détermine, à la longue, une hyperémie active et irrite les veines portes. De cette irritation sub-inflammatoire dérive l'exsudation de produits plastiques aux dépens desquels se forme le tissu cellulaire qui caractérise

la cirrhose à l'état parfait. L'action de l'alcool est, en outre,
d'autant plus intense qu'il s'agit d'un individu jeune, en voie
de formation. Pour Ollivier, les deux cirrhoses sont bien indépendantes l'une de l'autre, mais elles reconnaissent toutes les
deux le plus souvent une même cause, l'alcoolisme et toutes les
deux sont anatomiquement caractérisées par une irritation
chronique portant sur le tissu cellulaire du foie, d'où prolifération de ce tissn et atrophie par compression de la substance
glandulaire. Mais, ce qui les distingue, c'est que, tandis que dans
la forme atrophique, cette production cesse à un moment donné
dans l'hypertrophique, au contraire, elle est continue ; après
avoir envahi les lobes du foie, elle pénètre jusque dans le tissu
cellulaire interposé aux acini, et c'est à l'accumulation inces-
sante de ce tissu qu'est due l'hypermégalie du foie.

M. Hayem (1876) a fait une étude anatomo-pathologique très
détaillée dans les deux cas qu'il a eu l'occasion d'observer. Il est
frappé du fait que, malgré des lésions aussi étendues du tissu
interstitiel, les cellules hépatiques n'avaient subi aucune dégénération. « Cette particularité, dit-il, était donc favorable à
l'examen d'une opinion soutenue récemment, d'après laquelle
les cellules hépatiques se multiplieraient dans la cirrhose pour
concourir à former des éléments du tissu interstitiel. Dans les
points où les lobules sont envahis par la sclérose, on voit, dans
nos préparations, de nombreuses cellules hépatiques plus petites
qu'à l'état normal et arrondies ou à peine anguleuses. Il est
quelques-unes qui ont deux noyaux ; mais il est impossible de
voir les formes transitoires qui existeraient dans ces cas d'après
Wickham Legg entre les cellules hépatiques et les éléments du
tissu conjonctif. Nous ne croyons pas, en un mot, que les cellules
du foie prennent part à la formation du tissu interstitiel. Mais si
l'on prétendait que, vu le volume considérable du foie dans les
deux cas et notamment dans le second, le nombre de ces cellules
devait être augmenté, il nous serait impossible de repousser
cette hypothèse, car un certain nombre de lobules, surtout dans
l'observation II, paraissaient très volumineux et formés de trabécules cellulaires d'une richesse véritablement remarquable en
cellules, dont un grand nombre étaient plus petites qu'à l'état

Schachmann   7 normal. « *Il peut donc se faire que l'hyperplasie des cellules du foie joue un certain rôle dans cette lésion hypertrophique.* » Se reportant ensuite à la cause probable de la cirrhose hypertrophique chez ses deux malades, M. Hayem se demande s'il n'y avait pas là une première phase hyperémique déterminée par l'alcool chez l'un, par des maladies des pays chauds chez l'autre, l'inflammation du tissu cellulaire et la multiplication des cellules hépatiques n'étant que secondaires. Nous voyons donc que, pour établir la pathogénie de la cirrhose hypertrophique, M. Hayem est préoccupé du fait de l'intégrité ou de la prolifération des cellules hépatiques, malgré la grande hyperplasie conjonctive.

Rien ne lui prouve la transformation des cellules hépatiques en tissu conjonctif et, d'autre part, son examen ne lui révèle aucune distinction morphologique entre le tissu conjonctif de la cirrhose hypertrophié et tout autre tissu conjonctif. Ce n'est donc pas par l'accumulation de ce tissu que cet auteur expliquerait l'augmentation du volume du foie, il pencherait plutôt vers l'opinion qui attribue cette hypermégalie à une prolifération des cellules hépatiques elles-mêmes.

Ce qui frappa le plus M. le professeur Cornil dans l'examen des foies de cirrhose hypertrophique qu'il rapporte dans son mémoire, c'est le grand nombre des canalicules biliaires trouvés dans les espaces interlobulaires. Avec cet auteur, le facteur hypertrophique passe au second plan pour faire passer au premier un autre symptôme capital de la cirrhose hypertrophique, l'ictère. « Cet état des canaux biliaires, dit le savant professeur, coïncide avec l'abondance de la bile et avec la conservation de ses qualités physiques, couleur, fluidité, etc. Bien plus, il y a dans nombre de faits une formation exagérée de la bile dans la cirrhose. Ainsi, sur les quatre observations de cirrhose hypertrophique que nous rapportons ici, il y avait un ictère intense prolongé avec hypersécrétion de la bile qui colorait les selles dans deux d'entre elles. Dans l'observation IV, l'ictère a existé au début de la maladie et il était très intense. » En somme, M. Cornil n'explique que la pathogénie de l'ictère et laisse dans l'ombre le processus pathogénique de l'ensemble de l'affection.

Peu après, cette lacune a été comblée par notre maître,

M. Hanot. L'ictère et l'état des canalicules avaient d'abord attiré son attention, et il put établir que c'est au catarrhe plus ou moins généralisé et obstruant de ces derniers qu'on devrait attribuer l'ictère. Les oscillations de ce symptôme, les différences de son intensité, suivant les cas, cadraient merveilleusement avec l'intensité plus ou moins grande du catarrhe, suivant qu'il y avait ou non poussée aiguë, et suivant qu'il intéressait une étendue plus ou moins grande de l'organe. C'est M. Hanot, le premier, qui émit l'hypothèse que tout le processus de la cirrhose hypertrophique pourrait bien avoir pour point de dé-part ce catarrhe des canalicules biliaires ; il mit ainsi les pre-mières bases de la différenciation systématique entre la cirrhose atrophique ou veineuse et le groupe des cirrhoses biliaires. « En considérant les lésions si considérables, si importantes des canalicules biliaires, la subordination apparente sur plus d'une coupe de l'hyperplasie conjonctive à la direction des canalicules la précocité et la permanence de l'ictère, ne peut-on pas se de-mander si la lésion primitive, capitale, déterminante, ne consis-terait pas dans ces modifications des canalicules biliaires (1) ?

Cette hypothèse est encore rendue plausible par ce qu'on observe dans certains cas de lithiase biliaire. Les deux observa-tions de Pierret et Pitres montrent, en effet, que dans la lithiase biliaire il peut se produire, en dehors de l'angiocholite chro-nique, une periangiocholite, laquelle se propagera au tissu conjonctif extralobulaire qui s'hypertrophiera. Il s'en suivra alors une cirrhose secondaire, développée surtout autour des canaux biliaires et qui aura pour symptômes principaux une hypertrophie hépatique et un ictère chronique. « Cela étant, dit plus loin M. Hanot (*loc. cit.*, p. 80), n'est-il pas au moins ration-nel d'admettre que quelquefois une angiocholite et une péri-giocholite, quelle qu'en soit l'origine, pourront être également le point de départ de ces mêmes lésions et de ces mêmes sym-ptômes. Assurément, d'autres recherches sont nécessaires sur ce point, et il n'est pas impossible que des études ultérieures démontrent que les choses se passent bien en réalité comme je

(1) Loc. cit. p. 71.

le suppose maintenant. Alors il y aurait deux variétés bien distinctes de cirrhose : la cirrhose atrophique, ayant son point de départ autour des vaisseaux sanguins, et la cirrhose hypertrophique avec ictère ayant son point de départ autour des canalicules biliaires, une cirrhose porte et une cirrhose biliaire, si on pouvait dire ainsi. »

A cette hypothèse de notre maître, MM. Charcot et Gombault (*Arch. de Phys.*, 1876, p. 272 et 453) apportèrent bientôt l'appui de leurs travaux expérimentaux. Ces auteurs, en liant le canal cholédoque sur des cochons d'Inde, déterminèrent des lésions qui présentèrent plusieurs points d'analogie avec celles de la cirrhose hypertrophique avec ictère et avec celles qu'on rencontre dans certains cas d'obstruction biliaire prolongée. Ils fondèrent ainsi le groupe des cirrhoses biliaires en opposition à la cirrhose veineuse et schématisèrent par quelques traits généraux chacun de ces groupes : tandis que la cirrhose biliaire est monolobulaire, insulaire, intra et extra-lobulaire et prend son point de départ dans une lésion des canalicules biliaires, la cirrhose atrophique est multilobulaire, annulaire, interlobulaire et d'origine veineuse par périphlébite des vaisseaux portes. De plus, dans la première, il y aurait une multiplication des canalicules biliaires qui manquerait dans la seconde.

Si la distinction clinique et anatomo-pathologique entre la cirrhose hypertrophique et la cirrhose vulgaire nous paraît établie au-dessus de toute discussion, il nous semble qu'il existe entre la cirrhose hypertrophique, d'une part, et la cirrhose expérimentale ou par obstruction d'autre part, plus d'une dissemblance qui nous font hésiter à les réunir dans le même groupe.

Pour ce qui concerne d'abord la cirrhose biliaire expérimentale, Charcot et Gombault montrent que très rapidement après la ligature du canal cholédoque (cinq à vingt-trois jours), on observe avec l'augmentation du foie, la dilatation des gros canaux biliaires, une sclérose péri et intra-lobulaire et une abondante accumulation de néocanalicules biliaires dans les espaces portes, en même temps que le volume des lobules diminue. Pour ces auteurs, l'hyperplasie conjonctive et les modifications des canalicules biliaires sont les deux processus importants qui suivent la ligature du canal cholédoque ; ils se développent parallèlement, la prolifération conjonctive étant toutefois sous la dépendance des lésions biliaires. Contrairement à W. Legg (1), ils pensent que ce n'est pas l'inflammation du tissu coujonctif péricanaliculaire provoqué mécaniquement qui se propagerait au reste du tissu conjonctif et aux canalicules, mais que c'est la stase biliaire et les modifications qualitatives de la bile qui provoqueraient l'augiocholite, consécutivement la périangiocholite et enfin la prolifération de tout le tissu conjonctif.

Ainsi donc, d'après Charcot et Gombault, dans la cirrhose expérimentale comme dans la cirrhose hypertrophique, même augmentation du volume du foie, même hyperplasie conjonctive, même disposition systématique de ce tissu autour et en dedans des lobules, mêmes modifications des canalicules biliaires contenus dans les espaces portes.

Il nous faut maintenant jeter un regard sur les résultats obtenus par d'autres observateurs qui avant et après MM. Charcot et Gombault ont également lié le canal cholédoque sur des animaux.

C'est M. Mayer (2) qui fut le premier à lier le canal cholédoque sur des chats et des lapins dans le but exprès d'examiner les lésions de l'organe consécutives à la stagnation biliaire. Il observa l'hyperplasie conjonctive non seulement autour, mais encore dans l'intérieur des lobules hépatiques. W. Legg (3) fit ensuite de nombreuses opérations semblables sur des chats et put remarquer la cirrhose déjà peu d'heures après la ligature. Cet auteur observa encore ce fait intéressant que le foie primitivement augmenté de volume s'atrophiait lorsque la vie de l'animal se prolongeait assez longtemps, jusqu'au 20e jour

---

(1) On the changes in the liver which follows ligature of the bile ducts. St.-Bartholom. hosp. Reports, 1873, vol. IX.

(2) Wiener med. Jahrb., 1872, p. 133.

(3) Loc. cit., p. 161.

environ. Les travaux de Chambard (1), de Foa et Salvioli (2) confirment ceux de Charcot et de Gombault, de même les travaux de Nicoli et Richaud (8). Litten (4) n'a pas pu toujours provoquer la cirrhose par la ligature du canal cholédoque, tandis qu'elle se montrait toujours lorsqu'il irrita les canaux biliaires en les badigeonnant avec de l'huile de croton. Simmonds (5), opérant sur des lapins qu'il tua du 2e au 23e jour après la ligature du canal cholédoque, dit avoir toujours trouvé de la cirrhose, la dilatation et l'inflammation suppurative des canaux biliaires en même temps que la diminution du volume du foie. Dans le mémoire de Mangelsdorf (6) se trouve le résumé des expériences entreprises par Bauer sous la direction du professeur Thierfelder. Bauer lia en 1878 le canal cholédoque sur un grand nombre de lapins et de chiens : ces derniers vécurent pendant plusieurs mois et l'un d'entre eux ne fut tué que pendant l'été de 1880.

Dans tous les cas on trouva de l'ictère, notable dilatation et catarrhe des voies biliaires, hépatite interstitielle avec tendance à la formation d'abcès (les petits abcès se trouvaient surtout au voisinage des petits canalicules biliaires, de sorte qu'on pensait qu'ils étaient le résultat de la déchirure de ces canalicules), un peu d'ascite, légère granulation et hypertrophie hépatique.

La prolifération conjonctive était tantôt mono, tantôt multilobulaire, parfois intra et extra-lobulaire et quelquefois seulement extralobulaire. Les cellules hépatiques souvent atrophiées, contenaient beaucoup de pigment biliaire et par place de la graisse. Les vaisseaux, même les veines sushépatiques avaient des parois épaisses. Les canaux biliaires très dilatés, considérablement augmentés en nombre ; leurs parois étaient tapissées d'un épithélium cubique.

(1) Arch. de Physiol., 1877, p. 713.
(2) Archivi per le scienze mediche, 1877.
(3) Arch. de physiol., 1880, p. 503.
(4) Charité Annalen, 1878, t. V, p. 153.
(5) Deutsches Archiv. für Klin. Medizin, 1880, t. XXVII, 78
(6) Ibid., 1882, p. 527.

En comparant les résultats de ces expérimentations avec ceux de MM. Charcot et Gombault on voit donc que si la ligature du canal cholédoque entraîne constamment la cirrhose hépatique, elle ne détermine pas toujours l'aspect des lésions typiques décrites par ces auteurs.

Voyons maintenant si réellement les lésions expérimentales sont semblables à celles de la cirrhose hypertrophique. Nous avons déjà montré dans une autre partie de ce travail (Voy. l'Anatomie pathologique) que le schéma tel que l'a conçu Charcot pour caractériser les lésions histologiques de la cirrhose hypertrophique ne correspond pas exactement aux faits. Il est, en effet, impossible de maintenir que le tissu conjonctif revêt strictement la disposition insulaire, qu'il envahit toujours l'intérieur des lobules, que la cirrhose est toujours monolobulaire et qu'enfin la multiplication canaliculaire ne se verrait que dans cette forme de la cirrhose. Ce qui dans ce schéma nous semble au-dessus de toute contestation, ce sont les lésions des canalicules biliaires interlobulaires et c'est, à notre avis, le seul point par lequel la cirrhose hypertrophique avec ictère chronique et la cirrhose par ligature du canal cholédoque ou par obstruction biliaire se ressemblent.

En effet, un caractère primordial de la cirrhose hypertrophique est l'augmentation considérable et permanente du volume du foie ; or, si MM. Charcot et Gombault ont toujours trouvé, dans leurs expérimentations, le foie agrandi, ils ajoutent cependant qu'il est possible que cette hypertrophie n'appartienne qu'aux premières périodes de l'évolution morbide. Les recherches de W. Legg, de Simmonds montrent précisément que chez les animaux qui ont une survie assez longue, le foie primitivement agrandi se rétracte progressivement jusqu'à tomber au-dessous de la normale.

Sans nous arrêter sur la dilatation des grands canaux biliaires que provoque forcément la ligature du canal cholédoque et sans revenir sur la topographie du tissu conjonctif, qui n'est pas démonstrative, puisqu'elle est aussi inconstante dans un cas que dans l'autre, examinons l'état des cellules hépatiques dans la cirrhose expérimentale. Suivant Charcot et Gombault, les lobules hépatiques ne seraient qu'un peu réduits de volume au début de l'affection ; plus tard ils se tassent, les cellules hépatiques du centre conservent leur aspect normal, tandis que celles de la périphérie disparaissent soit par atrophie simple, soit par dégénérescence vitreuse, rarement par dégénérescence graisseuse. En outre, ces auteurs ont vu par places dans tous les foies qu'ils ont examinés, et en nombre variable, de petits amas de leucocytes qu'ils considèrent comme de petits abcès. Simmonds lui aussi a constaté des abcès dans les foies de ses animaux opérés et Bauer les a rencontrés chez ses lapins mais point chez les chiens opérés.

D'autre part, Leyden, qui déjà en 1866 avait lié le canal cholédoque sur des animaux, avait remarqué une notable dégénérescence graisseuse des cellules hépatiques ; W. Legg trouva des quantités anormales de graisse dans les cellules hépatiques de ses chats et dans les observations de Bauer nous lisons que les cellules étaient souvent atrophiées et renfermaient partout beaucoup de pigment biliaire et parfois de la graisse.

L'état des cellules dans la cirrhose expérimentale n'est donc pas non plus à comparer avec celui des cellules de la cirrhose hypertrophique et il ne reste que les lésions des canalicules biliaires interlobulaires qui paraissent analogues dans les deux affections. L'angiocholite et la périangiocholite des canalicules de moyen et petit calibre se présente en effet avec les mêmes caractères et avec la même constance dans les deux cirrhoses ; mais tandis qu'elles ne sont que la continuation de l'inflammation des canaux biliaires de tout calibre dans la cirrhose par ligature, elles sont strictement limitées aux petits canaux dans la cirrhose hypertrophique. L'analogie entre les deux lésions canaliculaires est, par conséquent, elle aussi, incomplète, limitée et par là encore les deux affections divergent.

Il en est tout autrement pour les cirrhoses qui se développent parfois lorsqu'un obstacle, un calcul, une tumeur, une adhé-. rence inflammatoire s'oppose au libre écoulement de la bile Dans ces cas la ressemblance avec la cirrhose expérimentale est, on peut dire, complète. Hypertrophie du foie au début, puis rétraction de l'organe (Charcot) (1) (Brieger) (2), dilatation et inflammation de tous les canaux biliaires, grands et petits, cirrhose partant des canaux biliaires, infiltration pigmentaire et finalement dégénérescence graisseuse des cellules hépatiques (F. Williams (3), Budd (4) Frerichs (son traité), Charcot, etc.), quelquefois abcès. Ces deux cirrhoses présentent, comme on le voit, absolument le même tableau anatomo-pathologique, ce qui se comprend, puisqu'elles reconnaissent le même mécanisme pathogénique.

De ce qui précède nous nous croyons permis de conclure :

a) Que la cirrhose expérimentale n'est pas une cirrhose hypertrophique puisque l'atrophie du foie succède toujours à sa phase d'hypertrophie, pourvu que l'animal opéré survive assez longtemps.

b) Cette cirrhose n'a rien de commun avec la cirrhose hypertrophique que nous étudions si ce n'est que l'inflammation conjonctive prend son point de départ dans l'angiocholite dans les deux affections.

c) La cirrhose consécutive à un obstacle à l'écoulement de la bile étant en tout semblable à la cirrhose expérimentale, se distingue également de la cirrhose hypertrophique.

Contrairement à Charcot et Gombault, Ackermann ne fait pas partir la cirrhose hypertrophique d'une lésion des canaux biliaires, mais des veines des espaces portes.

Pour cet auteur il ne serait pas possible d'affirmer la périangiocholite, tandis qu'autour des veines portes il serait facile de constater l'hyperplasie du tissu conjonctif à tous les degrés de son développement. L'hypertrophie du foie dans la cirrhose hypertrophique serait due à l'accumulation continuelle du tissu conjonctif et à l'atrophie progressive des lobules hépathiques :

(1) Leçons sur les mal. du foie et des reins, 1882. p. 165.
(2) Loc. cit.
(3) On the pathology of cells. Gruys hosp. reports, octobre 1874.
(4) Budd, 2ᵉ édit , p. 213.

mais l'accumulation du tissu conjonctif ne pourrait pas à elle seule maintenir le volume considérable du foie, il s'y ajouterait encore un autre facteur, la nature spéciale de ce tissu conjonctif. Ce dernier n'aurait aucune tendance à se rétracter, il serait comparable à ces tissus conjonctifs non rétractiles comme on les trouve dans l'éléphantiasis, dans certaines formes sarcomateuses ou fibromateuses et surtout dans les hyperémies passives. Il se distinguerait entièrement du tissu conjonctif de la cirrhose atrophique, lequel étant un produit d'irritation, partie des cellules dégénérées (sous l'influence de l'alcool) de la périphérie des lobules, aurait tous les caractères d'un tissu inflammatoire et finirait, par conséquent, par se contracter et déterminer ainsi l'atrophie de l'organe.

Ainsi donc Ackermann ne tient aucun compte de l'ictère et ne cherche que l'explication de l'hypertrophie hépatique. Mais tandis qu'il attribue à la lésion primitive des cellules le point de départ du processus de la cirrhose atrophique, il néglige complètement d'indiquer celui de la cirrhose hypertrophique. Un autre fait curieux qui frappe dans l'explication de cet auteur, c'est que dans la cirrhose atrophique il trouve les veinules portes oblitérées dès le début de l'affection et c'est cependant des parois des artérioles, qui sont parfaitement perméables, comme il s'en est assuré, qu'il fait partir la cirrhose de même dans la cirrhose hypertrophique, les veines portes sont perméables, même un peu dilatées, il n'y a pas de lésion dans leur intérieur et néanmoins la cirrhose partirait également de leurs parois, alors que les canalicules biliaires sont malades.

Les observations du savant allemand peuvent être exactes, mais il nous paraît étrange et contraire à tout ce qu'on sait en pareille matière, d'attribuer le point de départ de lésions secondaires à des vaisseaux complètement sains, alors qu'à côté de ces vaisseaux il s'en trouve d'autres qui sont manifestement malades.

Quoi qu'il en soit, la théorie pathogénique d'Ackermann n'explique en aucune façon la genèse de la cirrhose hypertrophique. Il ne tient aucun compte des lésions biliaires, qui sautent aux yeux, et il refuse au tissu conjonctif hyperplasié la rétractibilité, sans qu'on sache pourquoi. Il est facile cependant de constater que ce tissu ne diffère en rien du tissu conjonctif de la cirrhose atrophique, qu'il présente, comme ce dernier, tous les stades d'évolution, qu'il se condense progressivement et qu'il comprime, en se rétractant, les éléments renfermés dans ses mailles.

Une autre théorie pathogénique a été émise par MM. Wannebroucq et Kelsch (loc. cit.); ces auteurs sont d'avis que les deux cirrhoses hypertrophique et atrophique sont des hépatites parenchymateuses et qu'il n'y aurait pas de différence essentielle dans les procédés histologiques et dans la pathogénie des deux formes ; le processus essentiellement lent et limité dans l'une est plus tumultueux et plus diffus dans l'autre. Pour ces auteurs, il s'agirait, en somme, d'une inflammation des cellules hépatiques qui subiraient deux sortes de transformation : l'une en néocanalicules biliaires et l'autre en tissu conjonctif ; la cirrhose ne naîtrait pas par prolifération du tissu conjonctif proprement dit, mais par les modifications du parenchyme.

Nous regrettons de ne pas pouvoir entrer dans la discussion de la théorie pathogénique très ingénieuse de ces auteurs parce que nous considérons que les observations rapportées par eux et sur lesquelles ils étayent leur théorie pathogénique ne sont pas des observations de cirrhose hypertrophique avec ictère chronique du type qui fait l'objet de notre étude. En effet la première observation de ces auteurs (Arch. de Phys. 1880) concerne une vieille femme atteinte de carcinose miliaire pleuro-pulmonaire, de cancer stomacal et épiploïque, d'un gros foie dans lequel se trouvent disséminés plusieurs noyaux cancéreux. Dans la seconde il n'y avait pas d'ictère et dans la 3e (les deux dans les Arch. de Phys. 1881) il s'agit d'un cachectique atteint de tuberculose mésentérique, en même temps qu'il y avait des tubercules dans le foie et dans la rate.

Parmi les diverses théories pathogéniques de la cirrhose hypertrophique, que nous venons de passer en revue, celle de MM. Charcot et Gombault est la plus répandue. Ces auteurs, se basant sur les données anatomo-pathologiques décrites par M. Hanot et sur certaines analogies qu'elles présentent avec les cirrhoses par obstacle à l'écoulement biliaire, considèrent la cirrhose hypertrophique avec ictère comme étant également due à un obstacle à la circulation biliaire. Le processus dans ces cas se déroulerait de la façon suivante : les petits canalicules biliaires deviendraient, pour une cause inappréciable, le siège de concrétions biliaires qui auraient pour suite la stagnation de la bile et le catarrhe canaliculaire. Plus tard la lésion interne retentirait sur l'aire conjonctive péricanaliculaire qui s'enflammerait et deviendrait le point de départ de la cirrhose.

Si nous avons réussi à démontrer que les analogies entre la cirrhose hypertrophique et les cirrhoses par obstacle sont bien faibles et qu'il ne serait pas possible d'attribuer le même mode pathogénique à ces deux ordres d'affections, nous ne nous trouvons pas moins devant un fait anatomo-pathologique qui a permis, jusqu'à un certain point, le rapprochement entre elles. En effet, ce qui a surtout frappé dans l'examen anatomo-pathologique c'était la cirrhose et ce fut une véritable découverte lorsque M. Hanot montra qu'elle se développait primitivement autour des petits canalicules biliaires atteints de catarrhe. Certes, si l'on ne s'en tenait qu'aux faits anatomo-pathologiques, cette angio et périangiocholite des petits canalicules biliaires expliqueraient merveilleusement deux grands caractères de la maladie, l'un anatomique, l'autre clinique : la cirrhose et l'ictère permanent. Mais toute la maladie, telle que nous avons essayé de la montrer, se résume-t-elle en ces deux caractères ? Sans parler de l'origine de ce catarrhe des petits canalicules, que n'explique ni un obstacle dans toute l'étendue des grosses voies biliaires, ni une lésion intestinale propagée, à travers l'ampoule de Vater au foie (car si cela était on ne s'expliquerait pas l'innocuité des gros canaux biliaires qui devraient être les premiers atteints), comment comprendre cette singulière cirrhose qui n'a pas de tendance à se rétracter, cet aspect du parenchyme malgré l'envahissement du tissu conjonctif? Cela ne ressemble ni à ce qu'on voit dans la cirrhose vulgaire, ni à ce qu'on observe dans les cirrhoses biliaires et d'autre part l'accumulation de graisse faisant défaut ici, cet élément échappe également pour expliquer l'hypertrophie.

Cliniquement la cirrhose hypertrophique avec ictère ne diffère pas moins des autres cirrhoses et en particulier des cirrhoses biliaires. Pendant toute une période, ordinairement très longue, le malade ne souffre presque pas de son affection, qui se manifeste cependant par des modifications considérables du foie et de la rate, appréciables physiquement, et par l'ictère. On n'y observe pas pendant longtemps ces troubles des voies digestives, ces nausées, ces dégoûts pour les aliments, ces douleurs aiguës qui sont l'apanage des lésions hépatiques par lithiase biliaire, ou même de la cirrhose vulgaire, fût-ce à sa période hypertrophique,

Il s'agit donc bien ici, ce nous semble, d'une maladie *sui generis* qui ne rentre en aucune façon dans le cadre des autres cirrhoses et qui doit reconnaître par conséquent une pathogénie à part, à elle et que nous allons essayer de dégager en comparant entre elles les données cliniques et anatomo-pathologiques.

Pour ce qui est de ces dernières, il nous faut revenir à l'angio et à la périangiocholite des petits canalicules. Que ce soit autour de ces canalicules que la néoformation conjonctive prend naissance, il ne peut subsister aucun doute et nous avons suffisamment insisté ailleurs sur les raisons qui militent en faveur de cette opinion. D'autre part le catarrhe constant des canalicules, et le fait, expérimentalement démontré, que les lésions internes des canaux retentissent sur leur extérieur suffisent, croyons-nous, pour établir le rapport de cause à effet entre le catarrhe et la cirrhose. Reste à chercher la cause de ce catarrhe si bizarrement localisé. S'agit-il de concrétions biliaires exclusivement cantonnées dans les petits canalicules qui provoqueraient la stase biliaire et par suite le catarrhe ? C'est à cette opinion que la plupart des auteurs se sont arrêtés et elle cadrait même très bien avec le phénomène clinique, si bien observé par M. Hanot, des oscillations dans l'intensité de l'ictère. Mais si l'on voit fréquemment des amas biliaires dans les canalicules, un grand nombre de ces derniers restent perméables malgré leur catarrhe et la cirrhose que celle-ci a provoquée. En outre, on devrait observer en amont des concrétions les lésions de compression sur le parenchyme et nous avons vu que pour la plus grande majorité des cellules il n'en était rien.

Mais un fait clinique parle également contre cette supposition, c'est la persistance du passage de la bile dans l'intestin, dans le plus grand nombre des cas. On a objecté à cela que toute la bile n'était pas retenue dans le foie, une partie pouvait s'écouler, étant donné que tous les canalicules ne sont pas obstrués, Soit, mais comme la cirrhose hypertrophique atteint tout l'organe en même temps, comme l'angio et la périangiocholite des petits canalicules se trouvent dans n'importe quelle partie de l'organe, il resterait à expliquer ces lésions autrement que par les concrétions biliaires.

Pour toutes ces raisons — et nous avons déjà vu celles qui empêchent d'admettre une propagation irritative ascendante des petits canalicules, — nous ne pouvons pas admettre que les lésions des petits canalicules soient primitives et qu'elles soient provoquées par des concrétions biliaires.

Ne trouvant pas dans les lésions canaliculaires l'explication de leur genèse, voyons si dans les autres éléments du foie il nous sera possible de découvrir cette cause. Et d'ailleurs, si ces lésions canaliculaires sont frappantes, nous avons montré qu'elles ne sont pas les seules modifications subies par le foie dans ce processus pathologique. Nous avons été frappé, ainsi que quelques auteurs avant nous, de l'état de la cellule hépatique et nous avons longuement décrit la disposition des travées cellulaires, leur séparation par des canalicules dilatés, évidemment de nature biliaire, et les rapports du parenchyme avec le tissu conjonctif en prolifération. Nous avons vu, en effet, que la cellule hépatique est hypertrophiée ou au moins de volume et d'aspect normaux ; que les travées qu'elle forme gardent la disposition normale malgré une dilatation considérable des canalicules qui leur sont parallèles et qui devraient les comprimer énergiquement, qu'enfin la cellule ne se détériore que là où elle vient directement en contact avec le tissu conjonctif, soit à la périphérie du lobule ou près des prolongements conjonctivaux intralobulaires, et cela sans devenir graisseuse, sans s'infiltrer de bile, mais en se déformant, en s'émiettant petit à petit.

Ce fait, que la cellule présente tous les attributs de sa vitalité malgré la dilatation des canalicules, ses voisins, nous paraît être plein d'enseignements. Dans tous les cas anatomo-pathologiques où une cellule subit passivement une compression, on la voit s'altérer, se déformer; sa nutrition se trouble, elle s'infiltre de graisse et se laisse imbiber soit par le produit de sa propre fonction, soit par des produits étrangers. Dans notre cas, rien de semblable. Comment expliquer ce fait, sinon par une vitalité exagérée, par une résistance anormale de la cellule?

Ensuite, cette dilatation des canalicules intralobulaires ne s'explique pas par des obstacles en aval, puisqu'on la retrouve même là où ces obstacles font complètement défaut; elle ne doit donc pas être une dilatation passive. L'état du parenchyme et la dilatation canaliculaire sont évidemment connexes, et il résulte, croyons-nous, de notre analyse que la dilatation doit -dépendre, sinon de la modification apparente de la cellule hépatique, d'une modification fonctionnelle de cette dernière:

Si nous faisons abstraction des vaisseaux sanguins du foie et des grandes voies biliaires, que l'anatomie et la clinique concordent à montrer tout à fait indemnes dans la cirrhose que nous étudions; si nous avons réussi à démontrer que les lésions des canalicules de petit calibre et la néoformation conjonctive ne peuvent pas du tout être considérées comme le premier acte de ce processus pathologique, il nous faut bien en arriver à admettre que c'est par les modifications du parenchyme que débuterait cette maladie.

Or, voici comment il nous paraît possible d'interpréter ces lésions et nous verrons plus loin si la clinique apporte son appoint à notre interprétation.

Nous supposons que, pour une cause qu'il reste encore à déterminer, la cellule hépatique est frappée dans une de ses fonctions, la sécrétion biliaire. Sous l'influence de cette irritation elle fabrique plus de bile que de coutume et cette plus grande quantité de bile dilate les canalicules ou les espaces biliaires intralobulaires. Les parois de ces canalicules n'étant formées que par les cellules hépatiques elles-mêmes, on n'observe pas d'autres lésions à ce niveau. Mais arrivée en dehors des lobules, la colonne biliaire rencontre de fins canaux revêtus d'un épithélium, mais qui sont insuffisants pour charrier rapidement la quantité anormale de bile. Il en résulte une stagnation à laquelle est probablement due le catarrhe des canalicules et lequel à son tour provoque les concrétions biliaires et la cirrhose péricanaliculaire. Dans les canaux plus grands la bile s'écoule plus facilement, elle n'y stagne pas et n'y détermine par conséquent pas de lésions.

Si la localisation si bizarre, au premier abord, des lésions au niveau des petits canaux s'explique ainsi aisément, un autre caractère de la maladie, l'hypertrophie, trouvera également son explication dans les modifications du parenchyme.

En effet, ce n'est pas à la multiplication du tissu conjonctif que cette hypertrophie est due. Le tissu conjonctif néoformé est ici, comme dans les autres cirrhoses, le résultat d'une irritation et il doit se rétracter probablement ici comme ailleurs, si ce phénomène est dû aux phases successives que ce tissu traverse depuis le noyau embryonnaire jusqu'à la fibre conjonctive. Et toutes ces phases du tissu conjonctif on les retrouve dans la cirrhose hypertrophique avec ictère ; on y retrouve même l'effet de sa contraction ; la formation de saillies mamelonnaires.

L'hypertrophie de cette forme de cirrhose s'explique mieux, à notre sens, par l'augmentation de volume des cellules hépatiques, par la dilatation des canalicules intra-lobulaires, d'une part et d'autre part par la quantité anormale de bile et par l'afflux considérable de sang que nécessite le fonctionnement exagéré du parenchyme. Ces phénomènes sont constants, ils existent depuis le commencement jusqu'à la fin de la maladie et eux seuls sont capables d'expliquer la permanence de l'hypertrophie hépatique, qui est un de ses principaux caractères.

Quant aux rapports qui existent entre le tissu conjonctif hyperplasié et le parenchyme, on ne comprendrait guère que celui-ci ne subisse pas ici, comme ailleurs, dans sa totalité, l'action comprimante et destructive du premier, si l'on n'admettait pas que c'est grâce à la vitalité anormale de la cellule et au parfait fonctionnement des vaisseaux sanguins. Une à une, pour ainsi dire, les cellules succombent dans leur lutte contre le tissu conjonctif envahissant. Les lobules se réduisent, diminuent de volume, mais lentement, progressivement et tant qu'une cellule n'est pas directement aux prises avec le nouveau tissu, elle garde sa vie et son aspect normal. Nous avons vu des lobules réduits à un tout petit nombre de cellules, mais toutes, tant qu'elles étaient, ne paraissaient pas malades. (Voy. pl. 2, fig. 1).

C'est enfin par le travail irritatif qui se produit dans la gangue hépatique et par le lent écoulement de la bile que nous serions portés à expliquer la mise en évidence de tant de fins canalicules, dits néo-canalicules biliaires. Nous sommes loin de nier la provenance d'une partie de ces derniers de la transformation d'un certain nombre de travées cellulaires, mais nous ne croyons pas que ce soit là leur seul mode de formation.

Pour nous résumer, nous dirions donc que les lésions de la cirrhose hypertrophique suivraient les étapes suivantes : Trouble fonctionnel primitif des cellules hépatiques qui détermine l'augmentation de volume de ces cellules et l'hypersécrétion biliaire. Dilatation consécutive des canalicules intralobulaires, catarrhe des petits canaux extra-lobulaires à cause de leur insuffisance à charrier la plus grande quantité de bile qui stagne, cirrhose autour de ces petits canaux ; hypermégalie hépatique permanente du foie résultant de l'hypertrophie cellulaire de la stagnation biliaire et de l'afflux sanguin considérable.

Cette interprétation des faits anatomiques nous conduit à admettre un parfait dédoublement, dans les fonctions de la cellule hépatique ; à considérer que seule sa fonction biliaire est irritée. Cette supposition n'a rien qui choque, puisque l'on sait que la cellule hépatique peut être atteinte exclusivement dans une autre de ses fonctions, sa fonction glycogénique,

D'ailleurs des urines de nos malades ne renferment jamais ni sucre, ni albumine, leur contenu en urée est à peu

Schachmann.   8 près normal ; bref rien ne vient prouver une altération plus profonde de la cellule hépatique, au moins pendant la plus longue période de la maladie.

Il nous faut examiner maintenant jusqu à quel point les phénomènes cliniques cadrent avec les données anatomo-pathologiques et si notre théorie pathogénique est en mesure de les expliquer.

Le début de la maladie passe, comme nous l'avons dit ailleurs, ordinairement inaperçu ; le plus souvent l'ictère et la gêne hypogastrique, qui dénote l'augmentation du volume du foie, sont simultanément observés. Il existe cependant certaines observations dans lesquelles on a signalé que l'hypertrophie hépatique avait devancé d'assez longue date l'apparition de l'ictère. Parmi ces observations, celle que M. le professeur Jaccoud relate dans ses cliniques de la Pitié (1885, p. 28) est particulièrement intéressante à cet égard. Au moment où le malade se trouve dans la clinique du savant professeur, il présente le type du cirrhotique hypertrophique avec ictère chronique à sa période d'état (3ᵉ année de sa maladie). Ses fonctions digestives sont bonnes et même exagérés puisqu'il est boulimique. Or, ce malade, qui n'a que vingt-sept ans et dans les antécédents duquel on ne trouve aucune cause capable d'expliquer sa lésion hépatique, a commencé à sentir quelque gêne à l'hypogastre en avril 1881 et ce n'est qu'en avril 1882, un an après, que survint l'ictère. Pour M. le professeur Jaccoud, ce serait là une preuve du début de la lésion autour des canalicules biliaires, leur catarrhe ne serait que consécutif (*loco cit.*, p. 42). Cette cirrhose débutant autour des canalicules, qu'est-ce qui le démontre ? Comment pourrait-on comprendre une irritation proliférative du tissu conjonctif justement localisé autour des petits canaux biliaires, sans aucune cause appréciable, sans aucune lésion des éléments voisins? Nous avons vu qu'anatomiquement et expérimentalement tout parle, au contraire, en faveur de la dépendance de la cirrhose des lésions intra-canaliculaires.

Nous pensons que cette première phase de la maladie exempte d'ictère est susceptible d'une autre interprétation. En effet, en supposant admise pour un moment notre théorie, nous dirions que le foie augmente de volume, non pas parce qu'il se produit de la cirrhose, mais parce que la glande s'engorge de bile que ses cellules sécrètent en grande abondance et parce qu'elle est le siège d'une circulation plus active, nécessitée par l'exagération fonctionnelle. Comme tout ce processus se passe dans l'intimité des éléments du foie, qu'il n'y a aucun obstacle à l'écoulement de la bile, que le péritoine n'est pas pris, qu'aucun travail inflammatoire n'est encore produit, on comprend que l'état général du malade n'en souffre pas, qu'il n'y ait pas des douleurs locales, que les fonctions digestives se fassent comme à l'ordinaire et qu'il n'y ait pas de mouvement fébrile.

Plus tard, l'hypersécrétion biliaire continuant, la colonne anormale de bile finit par irriter l'épithélium des petits canalicules. Celui-ci se tuméfie, prolifère et rétrécit plus ou moins le calibre du canal ; il s'ensuivra un ralentissement plus considérable dans l'écoulement de la bile qui pourra alors être résorbée et déposée dans les différents tissus de l'organisme. Pendant ce temps l'inflammation des parois canaliculaires gagnant leur face externe se propagera au tissu conjonctif voisin qui se mettra à proliférer.

C'est de cette façon que nous nous expliquons la genèse de l'ictère malgré la perméabilité des voies biliaires et malgré l'absence de lésions parenchymateuses qui sont fatales en cas de fermeture complete de ces voies. Mais cette conception des faits explique encore un autre phénomène clinique qu'on observe dans la grande majorité des cas, nous voulons parler de la coexistence de l'èctère et de la coloration normale des matières fécales. Et ce fait est important, car c'est à l'arrivée de la bile dans l'intestin que doit être dû l'état digestif de ces malades pendant longtemps satisfaisant. Nous avons déjà dit qu'un élément caractéristique de l'ictère dans cette maladie était précisément l'absence des nausées, des dégoûts alimentaires qu'éprouvent les calculeux, par exemple, la facilité de leur digestion, la régularité de leurs selles.

L'épithélium canaliculaire en prolifération obstrue la lumière des canaux aussi longtemps que les cellules sont adhérentes aux parois ; mais lorsqu'elles tombent, elles cèdent au vis à tergo et sont emportées par le courant biliaire. Voici l'explication ingénieuse donné par M. Hanot aux oscillations que présente l'intensité de l'ictère dans le cours de la maladie. L'ictère, une fois produit, ne disparaîtra plus, mais il sera plus ou moins foncé suivant les moments. A la suite d'ingestions exagérées d'aliments ou de boissons l'ictère devient plus foncé, mais quelques jours de diète suffiront pour le dissiper en partie.

Il nous semble que ces faits cliniques cadrent parfaitement avec les lésions anatomiques et que l'on comprend ainsi la permanence de l'ictère, ses oscillations, malgré l'absence de toute obstruction des grosses voies biliaires et malgré les lésions souvent peu intenses de l'intérieur des canalicules biliaires.

Pendant très longtemps, pendant des années, le malade peut persister dans cette période d'état de son affection, lorsque, le plus souvent sans cause appréciable, le tableau change d'aspect. Des phlegmasies séreuses surviennent, des hémorrhagies multiples et répétées se montrent et le malade succombe rapidement avec le cortège des symptômes dits de l'ictère grave.

Ce qui est remarquable dans cette période terminale de la maladie, c'est que la bile ne cesse pas d'être sécrétée puisque l'ictère ne disparaît pas et devient même parfois plus foncée que d'habitude et puisqu'on retrouve, à l'autopsie, de la bile dans la vésicule biliaire et dans l'intestin. Remarquable également est le fait anatomo-pathologique de la non-altération, au moins morphologique, de la plupart des cellules hépatiques, malgré l'apparition de symptômes qu'on a l'habitude d'attribuer à la destruction et à la cessation fonctionnelle du foie.

Nous ne pouvons pas nous engager dans la discussion de la pathogénie des symptômes terminaux de cette maladie, des éléments certains nous faisant défaut. Nous n'avons qualité à débattre ni l'hypothèse de la cholémie, ni celle de l'acholie ou de l'asphyxie hépatique émises par M. le professeur Jaccoud pour expliquer les symptômes d'ictère grave par lesquels se termine si souvent la maladie que nous étudions, mais nous tenions à faire ressortir le contraste qui existe entre ces symptômes et l'intégrité, au moins très apparente de la glande.

De notre discussion précédente il résulte pour nous que la

cirrhose, dans la forme de cirrhose hypertrophique qui fait l'objet de ce travail, n'est qu'un élément secondaire, accidentel pour ainsi dire. Le point de départ de cette maladie nous paraît siéger dans un trouble fonctionnel de la glandé hépatique, analogue à celui en vertu duquel elle fabrique le glycogène avec exagération et qui n'implique en rien les autres fonctions du foie. Pour une cause (aussi peu connue que l'est souvent celle à laquelle est due l'exagération fonctionnelle glycogénique du foie), cet organe peut être troublé, exclusivement et de la même manière, dans sa fonction biliaire. Toutes les autres fonctions de la glande s'exécutant comme à l'ordinaire, les autres viscères de l'organisme ne subissant pas de modification importante, de nature à troubler la vie, l'état général du malade se maintient d'une façon très satisfaisante relativement pendant longtemps et les symptômes comme l'hypertrophie hépatique, l'ictère ne sont que les conséquences d'une circulation ralentie de la bile.

Si nous ne craignions pas d'introduire un nouveau terme dans le vocabulaire nosologique, nous résumerions notre pensée en changeant le nom de la maladie que nous étudions en celui de *diabète biliaire avec hypertrophie du foie*. Le nom de cirrhose hypertrophique avec ictère chronique a beaucoup contribué à faire confondre cette maladie avec les autres cirrhoses hypertrophiques. Malgré l'indication expresse de M. Hanot que son travail traitait d'une forme spéciale de cirrhose hypertrophique, on l'a cependant englobée dans tout le groupe. Le nom de diabète biliaire ne préjuge en rien des causes de la maladie et il servira à mieux l'isoler du reste des cirrhoses.

TRAITEMENT.

Jusqu'à maintenant le nombre des cas de cirrhose hypertrophique a été trop restreint pour qu'on ait pu étudier d'une façon approfondie le meilleur traitement qui conviendrait à cette maladie. Ce que nous pouvons affirmer et ce qui résulte de nos observations, c'est que ni le sulfate de quinine, ni les préparations iodées, n'ont eu aucune influence sur la marche de la maladie, sur les dimensions du foie ou sur l'intensité de l'ictère.

Pour le moment il faut se borner à suivre les indications symptomatiques et s'efforcer à maintenir les malades le plus longtemps possible dans la période d'état de leur affection. Il faut empêcher les alcooliques de continuer leur abus des spiritueux, on leur prescrira un régime sain et régulier et on maintiendra leurs voies digestives en bon état. Les purgatifs salins, parfois les drastiques rendront de réels services. Les malades devront éviter les mouvements trop brusques, les travaux pénibles qui pourraient provoquer des poussées péritonitiques. Contre les douleurs hépatiques, M. Hanot recommande les cautères appliqués sur la région hépatique, les cataplasmes et les applications d'onguent gris.

Quant aux alcalins, le bicarbonate de soude en particulier, certains malades paraissent en avoir retiré profit. Il faudra cependant manier avec prudence ce médicament tant à cause de la tendance à l'anémie que cette maladie présente qu'à cause de la facilité avec laquelle les hémorrhagies s'y produisent. Koorda Smit attribue aux grandes quantités de sel de Karlsbad la diarrhée tenace dont sa maladie était atteinte. Nous recommandons enfin avec M. Hanot les toniques qui sont indiqués contre une affection qui altère petit à petit, mais d'une façon continue, la sanguification et la nutrition.

CONCLUSIONS.

1º La forme de cirrhose hypertrophique avec ictère chronique se distingue des autres cirrhoses hypertrophiques biliaires
ou non tant au point de vue clinique qu'anatomo-pathologique.
Elle constitue une maladie autonome.

2º Cliniquement elle est caractérisée par une première phase
pendant laquelle l'ictère permanent, l'hypertrophie du foie et
de la rate, l'absence ordinaire d'ascite s'accompagnent d'un
état général satisfaisant et d'un excellent état de voies digestives,
et par une seconde phase, ordinairement très tardive, marquée
le plus souvent par les symptômes de l'ictère grave, qui tuent
rapidement le malade.

3º Anatomo-pathologiquement cette maladie est caractérisée
par : *a*) l'hypertrophie permanente du foie; *b*) l'angio et périangiocholite des petits canaux biliaires ; *c*) l'hypertrophie ou
au moins l'aspect normal de la grande majorité des cellules hépatiques, malgré une cirrhose diffuse très développée.

4e Au point de vue étiologique deux points seulement peuvent
être relevés ; l'alcoolisme des malades eux-mêmes ou de leurs
parents, et leur âge ordinairement peu avancé. Pour le plus
grand nombre des cas où l'alcoolisme ne pouvait pas être invo-
qué, on ne trouve aucun élément étiologique dans les antécédents et surtout on n'y trouve ni la syphilis ni l'impaludisme.

OBSERVATIONS

Observation VII.

(Due à l'obligeance de notre excellent collègue M. le Docteur Gilbert.)

Girard (Etienne), 56 ans, charpentier, entre le 25 septembre 1886, à l'hôpital Lariboisière, salle Saint-Landry, nº 1 bis, service de M. le professeur Bouchard.

Antécédents. — Père mort à 67 ans, paralysé.

Mère morte à 42 ans, d'affection indéterminée.

Deux frères et deux sœurs vivants bien portants.

Deux frères et une sœur morte en bas âge; aucune maladie antérieure à celle-ci, si ce n'est surdité dans l'enfance.

Pas de syphilis, pas de blennorrhagie, pas d'impaludisme, pas de colique hépatique.

Début. — L'affection actuelle a débuté, il y a deux ans, par des points de côté se manifestant successivement à droite et à gauche de la base du thorax par de la faiblesse, un léger degré de jaunnisse, et des démangeaisons.

Le malade a maigri, et depuis cette époque, la jaunisse a augmenté. D'ailleurs, l'ictère ne s'est pas accentué d'une façon progressive. Il a été tour à tour plus et moins marqué qu'actuellement.

Il y a quinze jours, épistaxis à gauche. Le malade est rentré il y a quelque temps dans un service de chirurgie, le médecin qui l'a soigné en ville ayant supposé qu'il etait atteint d'une tumeur du foie.

Etat actuel. — (26 septembre 1886.)

La peau a une teinte jaune sale assez marquée. Les conjonctives sont jaunes également, ainsi que le dessous de la langue. Les urines ont la coloration des urines ictériques. Elles montrent après addition d'acide acétique du pigment vert. Elles ne renferment pas d'albumine.

Les matières fécales sont peu fortement colorées. Elles ont une teinte jaune brunâtre.

Démangeaisons continuelles à la peau. Le malade pesait 153 livres avant sa maladie, aujourd'hui il pèse 132 livres 200 grammes.

Affaiblissement assez prononcé. Le ventre présente une voussure sus-ombilicale notable.

Pas d'ascite, pas de circulation collatérale.

Sur la ligne mamelonnaire le foie s'étend depuis le 5e espace inter-costal jusqu'à 15 cent. au dessous du rebord costal, c'est-à-dire sur une hauteur de 23 cent. sur la ligne xiphoïdienne, il s'étend depuis la base de l'appendice xiphoïde jusqu'à l'ombilic, c'est-à-dire sur une hauteur de 18 cent. Sur la ligne axillaire il s'étend depuis le 7e espace intercostal jusqu'au rebord costal, c'est-à-dire sur une hauteur de 12 cent. Sur la ligne scapulaire il s'étend depuis la pointe du scapulum jusqu'à la base de la poitrine où sa matité se confond avec celle dès reins.

Le lobe gauche du foie s'étend jusqu'à la ligne mamelonnaire gauche.

Toute la portion du foie accessible à la palpation est lisse et résistante.

Le bord du foie paraît un peu moins tranchant qu'à l'état normal. Il descend de gauche à droite suivant une ligne oblique qui, partant du rebord costal gauche sur la ligne mamelonnaire passant à l'ombilic arrive sur la ligne mamelonnaire droite à 15 cent. du rebord costal, puis remonte d'ue façon rapide sous le rebord costal droit sur la ligne axillaire.

Le foie est un peu mobile et ballotte de droite à gauche quand on le saisit avec les deux mains.

La limite supérieure de la rate est au niveau de la 7e côte sur une ligne intermédiaire à la ligne mammaire gauche et à la ligne axillaire.

Sa limite supérieure est à 6 cent. du rebord costal; elle s'étend donc sur une hauteur de 15 cent.

Son bord antérieur se confond avec l'extrémité du lobe gauche du foie.

La langue est normal. L'appétit conservé. La soif non exagérée. Pas de mal de gorge, digestion bonne. Pas de pesanteur, pas de renvois après les repas, pas de vomissement. Le clapotage stomacal est perçu jusqu'à l'ombilic. Selles régulière, ni diarrhée, ni constipation.

Toux assez fréquente. Pas d'hémoptysie. Pas d'expectoration. Rien à l'examen de la poitrine.

Pouls plein, régulier, 80 pulsations par minutes. Rien à l'auscultation du cœur.

Pas de céphalalgie. Insommie causée par les démangeaisons. Vue bonne. Un peu de surdité bilatérale.

Traitement. — Calomel 00,1 par jour Na. Br. 2 grammes en potion, 4 degrés.

15 octobre. Matières peu colorées. Urines foncées. Par l'acide nitrique, petite quantité de pigment biliaire vert.

A huit heures du matin le malade prend 150 grammes de sirop de sucre. Les urines émises dans le courant de la journée et recueillies d'heure en heure ne contiennent pas de glycose.

20 octobre. Matières faiblement colorées. Urines foncées. Par l'acide nitrique, quantité faible de pigment biliaire vert.

1ᵉʳ novembre. Matières peu colorées. Urines foncées. Par l'acide nitrique, quantité faible de pigment biliaire.

Le 8. Urines couleur acajou, peu de pigment biliaire vert.

Le 11. Matières fécales colorées en jaune brun. On trouve du pigment vert dans les urines.

Le 18. 19 grammes d'urée dans les urines de vingt-quatre heures. Depuis l'entrée du malade à l'hôpital, la totalité des urines de vingt-quatre heures oscille autour de 3 litres.

Le 29. Le malade a de la fièvre et tous les signes d'une *pneumonie franche bilatérale*.

Il meurt le 25 novembre.

Autopsie. — *Le foie* pèse 3570 grammes. Le lobe gauche est notablement plus hypertrophié que le lobe droit. Le lobe gauche figure dans l'ensemble un ovale à grosse extrémité postérieure ; le lobe droit à la forme d'un losange à grand diamètre dirigé d'arrière en avant et de droite à gauche. Le premier est étalé, le second développé en hauteur.

Le foie mesure dans son grand diamètre 36 cent. ; le diamètre antéro-postérieur du lobe gauche est de 28 cent. ; celui du lobe droit, 17 cent.

La couleur est jaune rosé, par places il présente des reflets verdâtres. Sa face convexe est lisse sur le lobe gauche et couverte de saillies irrégulières sur le lobe droit ; même disposition sur la surface inférieure.

La substance du foie est ferme, le bord antérieur est un peu mousse.

Le foie est dur à la coupe, et sur une surface de section antéro-postérieure, on voit une teinte jaune rosée uniforme à gauche, et jaune verdâtre, un peu ecchymotique à droite.

La *vésicule biliaire* est distendue par une bile orange, et présente la forme d'une grosse poire. En pressant sur elle, on la vide de son contenu.

Les *ganglions du hile* sont volumineux, brun rougeâtres, l'un d'entre eux atteint le volume d'un testicule normal.

Les veines sus-hépatiques sont largement béantes, et ont leurs caractères normaux. Pas de périhépatite.

La *rate* a une longueur de 23 centimètres, et pèse 730 grammes ; pas de périsplénite. Sa consistance est assez ferme. Sa coloration est lie de vin et laisse voir à la coupe les glomérules de Malpighi.

Pas de liquide dans le péritoine.

Les deux *reins* pèsent 620 grammes ; rouge brun foncé et congestionnés dans toute leur étendue. Le rein gauche présente à sa surface un kyste gros comme une noix, renfermant un liquide clair. La capsule se détache aisément.

Le *cœur* pèse 480 grammes, les valvules sont normales. Les parois cardiaques sont épaissies. Pas d'adhérence artérielle, pas de liquide dans le péricarde.

Les deux *poumons* présentent dans leurs lobes inférieurs tous les caractères microscopiques de la pneumonie vulgaire parvenue à la phase d'hépatisation rouge.

Examen histologique. — Il a porté sur le foie, sur les ganglions du hile, sur les reins et le cœur.

Foie. 1° Coupes du lobe droit. La disposition lobulaire du parenchyme hépatique et la disposition trabéculaire des cellules hépatiques ont presque partout complétement disparu. Les cellules hépatiques sont granuleuses et contiennent des noyaux peu visibles. Par places, elles se montrent remplies de pigment biliaire. Elles ne renferment point de gouttelettes graisseuses.

Les espaces porte sont le centre de lésions cirrhotiques très prononcées. Ils sont élargis, et envoient en tous sens d'épais faisceaux scléreux. Ceux-ci entament les lobules du foie, les pénètrent et se résolvent en tractus délicats qui, en beaucoup de points, dissocient une à une les cellules hépatiques et s'avancent jusqu'aux veines lobulaires centrales. Un grand nombre de néo-canalicules biliaires et de vaisseaux capillaires dilatés parcourent les faisceaux et tractus cirrhotiques.

D'ailleurs dans les parties du parenchyme hépatique qui ne sont point envahies par la cirrhose, l'on peut trouver également des capillaires ectasiés isolément et comme sculptés dans le tissu du foie, ou bien de petits angiomes résultant de la dilatation d'un groupe limité de capillaires.

Les veines lobulaires centrales sont pour la plupart distendues et gorgées de globules sanguins. Les ramifications de la veine porte et de l'artère hépatique sont normales (fig. 1 c. *d*).

Il n'en est pas de même des canaux biliaires. Outre qu'il existe une néoformation des canalicules biliaires, les canaux biliaires plus volumineux sont le siège d'une angiocholite des plus manifestes. Leur épithélium est multiplié et desquamé (fig. 1, *a, a, a*). Leur paroi conjonctive est détruite et transformée en un tissu embryonnaire (fig. 1). Ils sont entourés d'un épais manchon de cellules rondes (fig. 1, *b*).

2° Coupes du lobe gauche. Les lésions sont moins marquées que dans le lobe droit. Elles ne diffèrent toutefois que par le degré des lésions que nous venons de décrire.

Ganglions du hile. — Ils contiennent de petits grains et de petits blocs biliaires. Leurs vaisseaux sanguins, et particulièrement ceux qui répondent à leur périphérie, sont dilatés et remplis d'hématies.

Reins. — Quelques glomérules de Malpighi sont sclérosés et oblitérés. Les vaisseaux sanguins sont notablement congestionnés.

Cœur. — Les fibres musculaires semblent absolument normales. Peut-être en quelques points le tissu conjonctif se monire-t-il plus abondant qu'à l'état normal?

En tous cas ni la congestion des reins et des ganglions lymphatiques, ni la sclérose du myocarde ne suffisent à expliquer l'augmentation de volume de ces organes. Celle-ci paraît imputable à une hypertrophie véritable de leur tissu propre.

OBSERVATION VIII.
(Dʳ Paul Ollivier. Sur la cirrhose hypertrophique.)
(Union médicale, 1871.)

D... (Jean), 22 ans, garçon marchand de vins, entré à la Charité le 3 janvier 1868, salle Saint-Michel.

La maladie qui l'amène à l'hôpital a débuté il y a cinq ans; il s'est aperçu alors que son ventre grossissait vers le milieu, dit-il. Il n'en souffrait pas, du reste, et n'en a jamais souffert.

En même temps, ses digestions se dérangèrent; il eut des vomissements qui, suivant le moment de la journée où elles se produisaient, étaient alimentaires, muqueux ou bilieux.

Ces vomissements, qui le tourmentèrent pendant six mois, se reproduisaient tous les deux ou trois jours; à la même époque, mais revenant moins souvent que les vomissements, il eut des épistaxis abondantes qui durèrent jusqu'à la fin de 1864, c'est-à-dire à peu près deux ans.

En décembre 1863, un an après le début de sa maladie, il commença à devenir jaune, ictère qui, suivant les moments, présenta, à ce qu'il raconte, une teinte plus ou moins foncée. Il perdit alors ses forces et fut obligé de quitter son métier de marchand de vins. Il commença aussi à maigrir, quoique son appétit fût conservé. En avril 1864, il entre à Necker, dans le service de Bouley qui, soupçonnant un kyste hydatique, lui applique un cautère sur la région du foie, puis lui fait une ponction qui laisse couler quelques gouttes de sang.

Nouvelle ponction quelques jours après; même résultat.

Pendant son séjour à l'hôpital Necker, il eut une seule fois, et sans que depuis il en ait présenté d'autre, une attaque convulsive avec perte de connaissance qui dura environ dix minutes.

En suivant l'ordre de sa maladie, nous le voyons entrer, en octobre 1864, à la Charité, chez Natalis Guillot, qui lui fait une nouvelle ponction sans résultat, et le soumet à l'iodure de potassium; chez

M. Pelletan, puis chez M. Nonat, où il est traité par les toxiques et les pilules de fiel de bœuf ; enfin le 3 janvier 1868, il rentre dans le service de M. Pelletan, suppléé alors par M. Second-Féréol. Ce qui le tourmente le plus en ce moment, ce sont une dyspnée et une toux très fatigante.

La respiration, en effet, est courte et fréquente, interrompue à chaque instant par des quintes de toux qui n'amènent qu'un peu de mucosité comme expectoration, et qui de temps en temps, par leur violence, produisent les vomissements. Il n'a du reste jamais craché de sang.

A l'auscultation de la poitrine, on ne trouve autre chose qu'une respiration rude aux sommets, surtout le gauche ; respiration qui nous paraît se rapprocher du type puéril, plutôt qu'être le résultat d'une induration pulmonaire quelconque.

Rien de particulier à la percussion ; la sonorité serait plutôt un peu exagérée. Au cœur, dont la matité se confond en bas avec celle du foie et de la rate, on entend vers la base un bruit de souffle assez fort qui se prolonge dans l'aorte.

Il n'y a pas de fièvre ; il mange, mais sans goût pour les aliments. Les phénomènes pulmonaires n'étaient évidemment là que des accidents deutéropathiques, et notre attention, éveillée par l'interrogation du malade, nous eut bientôt mis sur la voie, sinon du diagnostic anatomique, au moins du siège de la lésion primitive.

Nous avions évidemment affaire à une maladie du foie. Il présente, en effet, actuellement, un ictère jaune verdâtre généralisé. Son ventre, qui a commencé à grossir, il y a cinq ans, présente actuellement un volume énorme, qui force le malade à se cambrer fortement en arrière quand il marche, pour reporter en ce sens son centre de gravité. Si nous examinons plus attentivement cette déformation, nous voyons que cette augmentation de volume porte surtout sur la base du thorax ; les côtes sont fortement repoussées en avant, et si on applique la main vers l'appendice xiphoïde, on sent que la paroi est soulevée par une tumeur dure, qui fait un peu au-dessus de l'ombilic sa plus forte saillie.

Le gonflement existe aussi d'un côté à l'autre, de manière à augmenter de chaque côté en même temps qu'en avant le volume du ventre. Par la palpation, on sent que le foie déborde de plusieurs travers de doigt le bord des fausses côtes, qu'il s'étend sous la région épigastrique, pour atteindre la rate, également très augmentée de volume, et qui est séparée de lui par un léger sillon.

La percussion nous donne, pour le foie, 24 centimètres en hauteur ; en largeur, sa matité se confond avec celle du cœur en haut ; en bas et à gauche avec celle de la rate qui, de la sixième côte gauche, s'étend jusque dans la fosse iliaque du même côté. Peu de liquide dans le ventre. Sur la peau, un peu à droite de la ligne médiane, trace de deux cautères. Les veines de la paroi sont dilatées et visibles sous la peau.

Signalons encore une petite hernie ombilicale, la coloration ictérique des urines, des crampes dans les jambes, et une sorte de douleur en ceinture qui lui prend dans les reins et lui dure quelques instants, lorsqu'il a une émotion. Il s'est aperçu depuis quelque temps que ses jambes étaient enflées le soir. Les matières sont jaunâtres.

Mentionnons enfin un phénomène très prononcé chez ce malade : c'est, outre la sècheresse de la peau, une sorte d'éruption lichenoïde, consistant en papules très prononcées, comme verruqueuses, sans prurit actuel.

Cette éruption, que nous trouvons disséminée en plusieurs endroits du tronc, est surtout marquée au front, au menton, à la face dorsale des mains, et en abaissant les paupières, nous trouvons sur leur face muqueuse des élevures analogues aux élevures cutanées. Il n'a jamais eu de rhumatismes ni de syphilis : parmi ses antécédents nous trouvons une scarlatine à l'âge de 9 ans, un gonflement du genou qui lui a fait garder le lit pendant deux mois, de la gourme dans les cheveux, sans otites ni ophtalmies. Il présente actuellement un gonflement assez considérable de la partie inférieure de la région parotidienne plus marqué à droite qu'à gauche, et qui paraît dû à un gonflement ganglionnaire ; de plus, une cicatrice d'abcès ganglionnaire à gauche. La mère, âgée de 52 ans, se porte bien, ainsi qu'un frère de 20 ans.

Son père était un buveur ; il est mort à l'âge de 50 ans ; je n'ai pu savoir s'il avait eu de la syphilis ; enfin, et c'est là un point très important à noter, le malade lui-même était un ivrogne, et il nous a avoué que, grâce à son métier de garçon marchand de vin, de 13 ans à 18 ans, époque où se développèrent les premiers symptômes de sa maladie, il fit des excès presque journaliers de boisson. Le seul traitement qu'on lui fit suivre est le traitement tonique.

Le 24 janvier, il se plaint de malaise et de céphalalgie. Le 25, nous constatons sur la joue gauche une petite plaque érysipélateuse qui paraît s'être développée autour d'une écorchure qu'il s'est faite en cet endroit. Son appétit, du reste, est conservé ; il a à peine de la fièvre. L'érysipèle, qui s'était déjà montré une fois au même endroit en mars 1867, disparaît au bout de quelques jours, laissant dans la joue une plaque indurée qui ne tarda pas elle-même à disparaître.

1er février. Il se plaint de l'enflure des jambes ; il a, en effet, un œdème assez considérable, en même temps que l'ascite a augmenté ; son foie fait toujours la même saillie, et l'on peut, en déprimant fortement la paroi abdominale, arriver à saisir son bord inférieur.

Le 15. La toux et les étouffements augmentent beaucoup, sans qu'on entende dans la poitrine autre chose que quelques râles sous-crépitants aux bases ; il conserve toujours son bruit de souffle à la base du cœur et au premier temps.

Le 25. Quelques épistaxis. L'œdème des jambes augmente, ainsi que son ascite ; il y a un peu de matité en arrière, à la base des deux poumons ; le malade ne peut plus dormir et ne sait quelle position prendre ; enfin, après une augmentation toujours croissante des troubles pulmonaires, on entend à distance, le 10 mars, les râles dont sa poitrine est remplie ; il succombe le 12 mars 1868 à cinq heures du soir.

Son autopsie est pratiquée le 13 à la même heure. Ascite citrine considérable. Le foie dans sa largeur, et pour la hauteur du lobe gauche sur lequel surtout porte l'augmentation de volume, mesure 32 centimètres ; le lobe droit mesure 22 centimètres, seulement en hauteur ; le foie tout entier pèse 2 kilog. 850. Il a, à la main qui le presse, la consistance de cuir avec légère élasticité. A la coupe, il est dur et présente tout à fait l'aspect de la cirrhose. Par places, îlots de substance hépatique colorés en vert par la bile ; cloisons celluleuses très hypertrophiées, même à l'œil nu. L'examen microscopique pratiqué sur la pièce fraîche et après durcissement, a montré une hypertrophie considérable du tissu lamineux qui, à l'état normal, sépare les lobules du foie.

Pas de réaction iodo-sulfurique. La vésicule biliaire est distendue par de la bile vert noirâtre.

La rate pèse 2 kil. 300, et mesure 31 centimètres dans son plus grand diamètre et 12 dans le plus petit, sans lésion autre qu'une hypertrophie considérable. Les reins, aussi très augmentés de volume, mesurent 15 centimètres en hauteur, pèsent ensemble 610 grammes, et sont tous les deux à peu près du même poids. Poumons et cœur sains, un peu d'œdème du poumon avec épanchement de sérosité dans les deux plèvres.

Ganglions bronchiques très hypertrophiés et semblant comprimer les bronches. Les ganglions parotidiens et cervicaux sont aussi hypertrophiés. Les pièces résultant de cette autopsie ont été présentées à la Société anatomique.

OBSERVATION IX.

(M. Hanot. Archives générales de médecine, 1879, p. 87.)

Marie Daribey, âgée de 22 ans, danseuse, entre le 16 septembre 1878, à l'hôpital de la Pitié, salle Saint-Charles, n° 32.

A son entrée, la malade est dans un état de prostration tel qu'elle ne peut donner aucun renseignement sur ses antécédents; on apprend cependant, par une de ses parentes, qu'elle a toujours mené une vie des plus misérables; qu'elle a eu a subir de la part de son mari toutes sortes de mauvais traitements, qu'elle n'était pas adonnée aux boissons alcooliques, et qu'enfin, elle est malade et ictérique environ depuis deux ans. Elle a beaucoup maigri depuis cette époque. Depuis cette époque aussi, la malade avait remarqué que son ventre avait augmenté de volume; elle se plaignait souvent du côté droit, et saignait souvent du nez. La malade est dans le décubitus dorsal, parle très lentement et difficilement, elle offre un ictère généralisé assez intense.

Sa langue est blanche, sèche, un peu rouge sur les bords; la soif est vive, l'appétit nul. Le ventre est ballonné, douloureux à peu près partout, mais surtout au niveau de la fosse iliaque droite où il est facile de constater du gargouillement. Les selles sont abondantes, nombreuses (5 à 8 par nuit), en même temps que liquides et d'un jaune ocre.

Pas d'ascite. Le foie dépasse d'au moins quatre travers de doigt les fausses côtes droites, et remonte jusqu'à 6 centim. au-dessous de la clavicule : l'hypochondre droit est légèrement soulevé et la percussion à son niveau éveille une douleur assez vive. La rate est également très tuméfiée et douloureuse; on la sent assez facilement à la palpation, et l'on constate qu'elle se dirige en bas et en dedans du côté de la ligne médiane, tendant à gagner l'ombilic. Les veines sous-cutanées sus-ombilicales sont légèrement dilatées. Le pouls est très petit, fréquent (100 puls.); la peau est un peu chaude, rugueuse. Rien au cœur. T. 39°,6.

L'auscultation des poumons n'indique la présence d'aucun bruit pathologique. Le murmure respiratoire est parfaitement normal aux deux sommets et va ensuite en s'affaiblissant de haut en bas, à mesure que l'on se rapproche des deux bases; au niveau de celles-ci, la respiration est nulle, et à la percussion on constate, à droite, la présence d'une matité qui se continue, sans ligne de démarcation avec celle du foie.

L'urine est rare, dense, couleur acajou. Par l'acide azotique, elle prend une teinte verdâtre sale, et donne naissance à un petit nuage blanchâtre qui augmente sous l'influence de la chaleur et que ne réduit pas un accès d'acide. La faiblesse de la malade est extrême : elle n'a conscience que d'une violente céphalalgie et porte sans cesse ses mains à son front.

Le 22 septembre la malade va mieux, sa langue est redevenue humide, et elle peut prendre quelque nourriture. La diarrhée a fait place à une légère constipation, mais le ventre est toujours tendu et douloureux, et, au niveau de l'hypogastre, on trouve la zone mate de quatre travers de doigt environ. Le pouls est moins fréquent; la peau est toujours rugueuse, mais fraîche, et la température qui, les premiers jours, oscillait entre 38°,5 et 40°, n'est plus que 37°,8. La malade a maintenant la force de se plaindre, et accuse de la douleur surtout au niveau de l'hypocondre droit et à la tête. L'hypocondre droit est en effet très-douloureux à la moindre pression et surtout à la percussion. M. le professeur Lasègue ordonne l'application locale de quelques sangsues. Quant à la douleur céphalalgique, elle siège surtout au niveau de l'oreille droite et de la tempe du même côté. La malade y porte constamment la main.

Le 6 octobre, la malade est de nouveau dans l'état de prostration profonde des premiers jours. Elle vomit fréquemment et avec effort un liquide verdâtre, et refuse toute nourriture. Elle est constipée, le ventre est fortement distendu par des gaz, en même temps une ascite commence à se développer. Les pieds s'œdématient, le pouls est très-petit; la température du matin oscille constamment depuis quatre à cinq jours entre 38° et 39°,6.

La faiblesse est extrême.

Le 15. Il y a un mieux très sensible. La malade cause de nouveau avec facilité et est sortie de l'assoupissement profond des jours passés. La fièvre est tombée (37° 38°). Cependant le ventre est de plus en plus volumineux et tendu. La matité hépatique descend toujours jusqu'au niveau de l'ombilic, les jambes sont œdématiées jusqu'aux genoux.

Le 22. La malade est retombée dans l'état de stupeur profonde où elle était à son arrivée à l'hôpital, elle ne reconnaît plus personne. L'ictère est devenu un peu plus foncé. La langue est complètement sèche, le ventre est énorme, pouls presque imperceptible; respiration très lente et difficile; T. 40°; urine très rare et presque noire.

Mort le même jour à trois heures du soir.

Autopsie. — Ecoulement d'une certaine quantité (1 litre environ) d'une sérosité limpide à l'ouverture du thorax. Plèvres intactes et sans aucune adhérence.

Poumons intacts aussi; congestion légère à la base.

Le péricarde offre deux ou trois cuillerées d'un liquide analogue à celui des plèvres.

Le cœur est petit, mou, flasque, pèse 158 gr. et les parois du ventricule gauche mesurent à peine 1/2 centimètre.

Le péritoine est distendu par une notable quantité de sérosité citrine (2 à 3 litres). Point d'adhérences ni de fausses membranes. Les reins sont mous, noirâtres : le gauche pèse 135 gr., le droit 130 gr. Rate énorme, dure, bosselée, pèse 930 gr. Le foie est très volumineux, d'une coloration grisâtre. Le péritoine, d'une dureté ligneuse, est épaissi à son niveau. Le poids de la glande est de

2,700 gr. Sa face supérieure est légèrement granuleuse ; la face inférieure est plus unie. Sur les coupes de l'organe, les granulations s'accusent davantage. L'examen microscopique a été pratiqué par M. Quenu, interne des hôpitaux, attaché au laboratoire d'histologie de Clamart. Il a constaté les lésions caractéristiques de la cirrhose hypertrophique avec ictère : développement anormal des canalicules biliaires ; cirrhose extra et intra-lobulaire, etc.

OBSERVATION X.

(M. Hanot. Thèse, p. 129.)

Beinard (Jean), 34 ans, né à Paris, journalier, entre le 15 janvier 1874, à l'hôpital Cochin, service du Dr Bucquoy.

Rien d'important à noter chez les ascendants. Il a fait un congé comme matelot, après engagement volontaire. A travers ses diverses pérégrinations, sa santé ne s'était point altérée. Il affirme n'avoir jamais eu la syphilis et, si on l'en croit, n'aurait pas fait d'abus alcooliques. Il aurait eu une fois des fièvres d'accès, d'ailleurs assez légères, et qui auraient rapidement cédé au sulfate de quinine.

Ce n'est qu'en 1868, alors qu'il était revenu définitivement en France, qu'il commença à remarquer que sa santé s'altérait. Sans cause occasionnelle appréciable, il eut de la jaunisse ; cette jaunisse augmenta petit à petit et persista. Il avait moins d'appétit, moins de forces ; il maigrissait un peu. Sensation de lourdeur dans l'hypocondre droit. D'ailleurs point de douleurs vives, point d'accident qu'on pût regarder comme des coliques hépatiques. Assez rarement, un peu de fièvre dans la soirée, avec quelques frissons.

Il se soigna quelque temps, puis, se sentant mieux, reprit son travail. L'ictère avait persisté. En 1869 et 1870, il fut obligé de se soigner ainsi plusieurs fois, pour le même malaise. Son ventre avait augmenté sensiblement, surtout au niveau de l'hypocondre droit, où les médecins constatèrent l'existence d'une forte tumeur, qu'il sentait lui-même facilement au-dessous des fausses côtes. L'ictère était toujours aussi accusé.

La situation était à peu près la même en 1871 et 1872. Il entra à plusieurs reprises dans les différents hôpitaux, où il fut plusieurs fois employé comme garçon de salle. En dehors des périodes où, en même temps que l'ictère augmentait, il perdait ses forces, l'appétit et souffrait plus ou moins dans l'hypocondre droit, l'état général restait assez bon. Il était surtout gêné dans son travail par le développement de son abdomen.

En 1873, se trouvant sans ouvrage, il alla travailler à l'usine de Clichy ; il n'y était pas depuis quinze jours, qu'il fut pris de douleur

vives dans l'abdomen, surtout dans l'hypocondre droit, avec ballon-
nement, vomissements verdâtres, ictère plus intense qu'à l'ordinaire.
Il entra une première fois à l'hôpital Cochin, dans le service du
Dr. Bucquoy.

L'ictère est très intense. Coloration vert foncé de la peau, des
conjonctives, des urines. Matières fécales fort peu colorées.

L'abdomen a considérablement augmenté de volume, le foie
déborde les fausses côtes de quatre travers de doigt environ. Tympanisme intense; pas d'ascite, pas de développement anormal des veines
sous-cutanées abdominales. Rate volumineuse. Anorexie, mouvement
fébrile, surtout accusé le soir. Dyspnée. Vésicatoires sur l'hypocondre
droit. Purgatifs.

Au bout d'un mois environ, la fièvre et les douleurs dans l'hypocondre droit ont disparu. L'état général est bon; abdomen moins
ballonné, même volume du foie et de la rate. L'ictère est un peu
moins intense, mais encore très accusé. Le malade quitte l'hôpital.
Il y revient le 15 janvier 1875.

L'état général est mauvais. Amaigrissement notable de la face et
des membres. Le ventre est très développé, douloureux à la pression
sur toute son étendue, mais principalement au niveau de l'hypocondre droit. Tympanisme considérable; légère ascite. Quelques
veines sous-cutanées abdominales un peu plus apparentes qu'à l'état
normal. Le malade urine difficilement; on est obligé de le sonder.

Le foie déborde les fausses côtes de 3 à 4 travers de doigt; ce qui
est appréciable au toucher, offre une dureté notable et ne donne
point la sensation d'irrégularités bien accusées. La pression de l'organe
est très douloureuse. A la percussion, la rate semble avoir de 2 à
3 fois le volume ordinaire.

Langue saburrale, anorexie; envies de vomir, quelques vomissements verdâtres. Ictère intense, généralisé. Urine teinte acajou,
donnant avec l'acide nitrique les modifications dues à la présence du
liquide biliaire. Elle ne contient ni sucre ni albumine.

Mouvement fébrile continu, s'accusant surtout le soir où la température oscille autour de 38°5. Vésicatoires sur l'hypocondre droit.
Purgatif.

Après dix jours environ, le malade va mieux, la fièvre a disparu,
l'appétit revient, mais bientôt il est repris des mêmes accidents.

8 février. Le malade accuse d'assez vives douleurs dans l'abdomen;
le ballonnement qui avait diminué est redevenu considérable. Peu
d'ascite; tympanisme très développé. Le malade urine difficilement,
il faut le sonder. Constipation. Pas de vomissements.

Toux; expectoration muqueuse assez épaisse et peu abondante.
Quelques râles sous-crépitants disséminés dans les deux poumons,
pusl nombreux et plus fixes au niveau de la partie moyenne du pou-

mon gauche en arrière. L'amaigrissement a fait de grands progrès; abattement; yeux excavés; figure inquiète. L'ictère semble plus accusé. L'urine assez rare depuis plusieurs jours (un demi-litre environ en 24 heures) a une teinte acajou.

Le soir, T. 38,8; P. 112; R. 32.

Le 9. Même état. Les signes donnés par l'auscultation de la poitrine n'ont pas changé. Le malade demande à manger; il prend du bouillon et un œuf.

Le soir, T. 38,6; P. 112; R. 32.

Le 12. Le ventre est encore un peu plus ballonné; peu d'ascite. Même état des poumons. La langue se sèche; elle est rouge sur les bords. Le malade a déliré pendant la nuit.

Matin, T. 38,8; P. 120; R. 32.

Soir, T. 39; P. 112; R. 36.

Le 13. Délire, langue et lèvres fuligineuses. Ictère intense. Le malade fait sous lui.

Matin, T. 38,2; P. 112; R. 40.

Soir, T. 38,4; P. 128; R. 40.

Le 14. Assoupissement profond, continuel. Quand on éveille le malade, il pousse des gémissements.

Matin, T. 38; P. 132; R. 40.

Soir, T. 37; P. 120; C. 40.

Le 15. Même état, T. 36,6; R. 44. Dans l'après-midi, hémorrhagie intestinale très abondante; la prostration est extrême, râles d'agonie. Deux heures après l'hémorrhagie, le malade succombe sans convulsions.

Autopsie. — Point de lésions importantes à noter dans l'encéphale.

Poumons fortement congestionnés; quelques fausses membranes molles et très peu épaissies sur la périphérie du poumon droit, principalement vers la base. Petite quantité de liquide séreux verdâtre dans les cavités pleurales. Au cœur point de lésions valvulaires.

Le foie est très volumineux, il pèse 2,920 grammes et mesure 30 cent. dans le diamètre transversal et 25 cent. dans le diamètre vertical. Sur la convexité de l'organe, le péritoine est le siège d'une inflammation chronique et des fausses membranes qui ont plusieurs millimètres d'épaisseur unissent intimement cette convexité à la face inférieure du diaphragme. Au dessous, des fausses membranes qui recouvrent la surface convexe, la périphérie de l'organe est à peu près lisse.

Le tissu du foie est très dur; on le déchire avec peine. Sur la coupe il apparaît constitué pour une grande partie par un tissu grisâtre, fibroïde, infiltré d'une multitude de petites masses jaunâtres, plus ou moins sphériques, enveloppées par le tissu fibroïde qui, entre deux lobules voisins, dépasse généralement le diamètre de ces lobules. Ces petites masses jaunâtres font à peine saillie sur le tissu grisâtre. Le tissu du foie est placé par petits morceaux, et successivement pendant 24 heures dans l'acide picrique, la solution de gomme arabique et l'alcool absolu. Les coupes sont teintes par le picro-carminate d'ammoniaque et montées dans la glycérine acidulée.

Sur des coupes examinées à un faible grossissement (40 diam.) on voit que les lobules sont séparés les uns des autres par des zones de tissu conjonctif fibrillaire relativement très développées et qui, par place, ont jusqu'à 4 fois le diamètre des lobules qu'elles séparent.

Un grand nombre de ces lobules ont à peine la moitié du diamètre normal, et sont composées de cellules hépatiques plus ou moins atrophiées, surtout à la périphérie, par des faisceaux de tissu conjonctif qui, du stroma extra-lobulaire se prolongent plus ou moins dans l'intérieur des lobules.

Sur certains lobules les cellules les plus extérieures seules, sont isolées par la sclérose intralobulaire et le lobule a, à peu de chose près, ses dimensions et sa configuration normales. Les cellules hépatiques ont aussi la forme et la constitution ordinaires. C'est à peine si quelques-unes, çà et là, sont infiltrées de granulations graisseuses et de granulations de pigment jaunâtre. Çà et là également les espaces intercellulaires sont plus ou moins remplis de noyaux embryonnaires ou de granulations de pigment jaunâtre ou verdâtre.

Sur les lobules qui sont notablement atrophiés par les tractus fibrillaires intra-lobulaires, la plupart des cellules sont infiltrées de granulations graisseuses et de granulations pigmentaires. Les granulations pigmentaires sont également très abondantes dans les espaces intercellulaires. Sur quelques lobules le plus grand nombre des cellules sont séparées les unes des autres par des tractus fibrillaires et des noyaux embryonnaires. D'autre part, les cellules ont conservé à peu près leur volume et leur configuration ordinaires. Les granulations n'y sont pas sensiblement plus nombreuses et le noyau est apparent. Ici le lobule est en quelque sorte hypertrophié et a jusqu'à 2 et 3 fois le volume moyen.

Dans le tissu conjonctif extra-lobulaire serpentent un grand nombre de canalicules biliaires très fluxeux qui ont jusqu'à $0^{mm},05$ de diamètre. Ces canalicules sont vus soit dans le sens longitudinal soit dans le sens transversal.

Quelques-uns sont uniquement tapissés par une seule couche de petites cellules polyédriques ; d'autres sont comme bordés de ces cellules qui les remplissent et les distendent plus ou moins régulièrement. Çà et là les cellules en plus ou moins grand nombre sont infiltrées de granulations pigmentaires jaunâtres.

Les faisceaux du tissu conjonctif fibrillaire paraissent à première vue s'entrecroiser dans tous les sens. Toutefois, il est facile de reconnaître qu'en beaucoup de points ils sont disposés en trousseaux qui suivent parallèlement la paroi des canalicules autour desquels ils sont comme tissés, formant là autour de ces canalicules une sorte de graisse fibroïne adventice qui a jusqu'à la moitié de la largeur du canalicule lui-même.

Sur certaines coupes, le tissu conjonctif fibrillaire extra-lobulaire est infiltré d'un grand nombre d'éléments embryonnaires qui çà et là se disposent sous forme d'amas irréguliers.

Les canalicules biliaires vont en s'amincissant de plus en plus jusque dans la zone conjonctive qui empiète sur le lobule et où on les perd. Là ils sont complètement remplis de cellules plus ou moins aplaties et en d'autres points de granulations pigmentaires jaunâtres.

Nulle part on n'observe d'étranglement des canalicules de la veine porte par le tissu conjonctif voisin. Au contraire, un certain nombre de ces canalicules ont un diamètre un peu plus considérable qu'à l'état normal. Leur paroi ne se dessine point nettement et semble se confondre avec le tissu conjonctif voisin. On dirait de véritables sinus creusés dans l'épaisseur du tissu conjonctif extra-lobulaire. Les capillaires de l'artère hépatique ne présentent rien de particulier à noter.

Çà et là, le tissu conjonctif extra-lobulaire est creusé de grandes fentes allongées tapissées d'endothélium et remplies de cellules lymphatiques. Les gros canaux biliaires n'offrent aucune lésion appréciable, point de calculs.

Les ganglions lymphatiques du hile ne sont point hypertrophiés.

Entre la face inférieure du foie et la face antérieure de l'estomac quelques fausses membranes mollasses et peu épaisses. Au niveau de la petite courbure de l'estomac, amas assez épais de fausses membranes au milieu duquel on trouve environ deux cuillerées de pus épais et verdâtre. Sur les anses intestinales qui se dessinent dans la région ombilicale et l'hypochondre gauche, fausses membranes très minces et mollasses ; la majorité des anses intestinales sont parsemées de granulations miliaires inflammatoires. Sur la plupart de ces anses, arborisations capillaires assez riches. La rate est considérablement hypertrophiée : elle pèse 950 grammes. Le tissu est peu résistant, de coloration noirâtre. La membrane fibreuse est épaissie, recouverte de rugosités. Les reins sont volumineux, congestionnés, le droit pèse 250 grammes, le gauche 240 grammes. La membrane d'enveloppe est adhérente par places, quelques plaques laiteuses peu épaisses sur cette membrane.

Petite quantité de sérosité verdâtre dans la cavité péritonéale.

Observation XI.

(Prof. Ackermann. Archives de Virchow, t. 80, p. 401, 1880.)

Homme de 30 ans, reçu dans la section interne de la clinique de Halle, quatre semaines environ avant sa mort.

Deux ans auparavant, après une chute dans l'eau pendant l'hiver, il ressentit des douleurs dans l'hypocondre droit accompagnées de fièvre, d'ictère et de constipation. La fièvre était rapidement disparue mais la constipation ne céda que neuf semaines environ avant son entrée dans la clinique, en faisant place à une diarrhée profuse et tenace qui persista de même que l'ictère et les douleurs jusqu'à sa réception.

Le 14 février 1879, la matité hépatique s'étend dans la ligne mamellaire depuis le bord inférieur de la quatrième jusqu'au bord inférieur de la sixième côte, dans la ligne sternale jusqu'au milieu de l'appendice ensiforme et s'étend à gauche jusqu'à la partie antérieure de la ligne axillaire.

Dans la ligne mamelonnaire gauche elle commence à la cinquième côte et s'étend jusqu'au rebord costal. Les diarrhées profuses continuent malgré l'emploi de divers médicaments, et le poids du corps diminue de 17 livres dans le courant d'une semaine. Les douleurs dans la région hépatique continuent et augmentent même d'intensité surtout par la palpation. Même matité hépatique. Symptômes d'inanition par suite de la diarrhée continuelle quoique un peu diminuée. Albumine et quelques cylindres dans l'urine. Vomissements biliaires, collapsus. Mort le 16 mars.

Autopsie le 18 mars. Corps d'homme de taille moyenne, amaigri. Ictère généralisé d'intensité moyenne. Sur la partie postéro-inférieure du corps quelques rares taches cadavériques. Abdomen très rétracté, les couches cutanées très atrophiées, de même toute la musculature qui d'ailleurs, du moins sur le tronc, possède une couleur rouge assez uniforme. Le lobe gauche du foie dépasse l'apophyse xiphoïde d'environ 8 1/2 cent. et s'étend beaucoup dans l'hypocondre gauche en recouvrant les parties supéro-antérieures de la rate sur une étendue de 4 cent. environ. Pas de liquide dans la cavité abdominale.

Les *poumons* sont un peu rétractés en arrière, le gauche est un peu adhérent au péricarde, pas d'adhérences ailleurs. Quelques foyers d'atélectasie dans les parties inférieures des poumons qui son d'ailleurs perméables, mais pauvres de sang.

Le *cœur* un peu contracté, renferme dans ses cavités quelques caillots récents. Myocarde pâle, transparent, pas dur.

L'*estomac* est complètement recouvert par le lobe gauche très hypertrophié du foie, renferme une grande quantité de liquide biliaire. Sa muqueuse pas plus que celle du *duodénum*, n'est ni rouge, ni tuméfiée. *Dans tout l'intestin se trouve un contenu fluide teint de bile. La muqueuse de l'intestin grêle et du gros intestin* est légèrement tuméfiée dans divers endroits, rouge et couverte d'une couche de substance louche, dure.

La muqueuse du *canal cholédoque* est blanche dans toute son étendue, lisse et recouverte d'une toute petite quantité de mucosités jaune pâle. Son calibre est normal et il n'y a pas trace d'obstacle à l'écoulement de la bile, même dans sa portion intestinale.

Les *ganglions* du hile du foie ne sont pas modifiés. La *veine porte* n'est pas dilatée, elle renferme du sang noir fluide et un petit caillot lardacé.

La *rate* a environ le double de son volume normal, 16 cm. de long, 9 cm. de large, 5 cm. d'épaisseur; elle est dure, renferme une quantité moyenne de sang; les glomérules sont très visibles, la pulpe est homogène, un peu transparente, rouge pâle.

Le *rein gauche*, également assez gros, 12 cent. de long, 5 cent. de large, 4 1/2 cent. d'épaisseur ; sa capsule s'enlève facilement. Peu de sang, également distribué dans les deux substances.

Le *rein droit* un peu plus petit. *Vessie vide.*

L'*aorte*, de calibre moyen, parfaitement élastique, nulle trace de sclérose.

Le *foie* pèse 2,600 grammes. Son lobe droit est de volume et de forme à peu près normaux, tandis que le lobe gauche est considérablement hypertrophié et possède une largeur de 17 cent., une longueur de 24 cent.; et sa plus grande épaisseur est de 9 cent.

Le bord antérieur du foie est légèrement arrondi dans toute son étendue.

La séreuse présente sur toute la surface du foie quelques épaississements. Elle est très tendue sur le lobe gauche, brillante et très transparente, de sorte qu'on y peut reconnaître très facilement les acini qui se présentent sous forme de taches larges, rouge brun, légèrement confondues et contenues dans une masse fondamentale grisâtre. La surface du foie est tout à fait lisse sur le lobe gauche. Ce n'est que lorsqu'on place le foie par sa face inférieure sur la table qu'il se produit un aspect finement granuleux sur sa face convexe, mais les saillies ne sont pas dues aux acini, mais au tissu environnant qui reçoit la pression. Cet aspect chagriné de la surface du foie disparaît dès qu'on le soulève. Les deux faces du lobe droit sont parcourues d'un certain nombre de sillons étroits et de méplats, au milieu desquels se trouvent de légères saillies. Celles-ci ont plusieurs centimètres de diamètre, sont peu délimitées et ne ressemblent en aucune façon aux granulations plus petites, bien mieux délimitées de la cirrhose vulgaire.

Le parenchyme hépatique est très ferme, résistant et dur, surtout à droite. Sur la coupe du lobe droit, on distingue très nettement le dessin des acini. Ceux-ci se présentent sous forme de larges taches rouge-brun foncé, un peu confondues, entourées de tractus larges, d'un tissu blanc grisâtre, dont le niveau dépasse légèrement celui des taches et présente la coupe de petites artérioles béantes. La coupe de toutes les veines hépatiques est également béante. Même disposition sur une coupe du lobe gauche, sauf que les acini y paraissent plus grands. La vésicule biliaire renferme environ 30 grammes de bile épaisse vert sale.

Examen microscopique. — La modification la plus frappante de tout le tissu hépatique est une masse considérable de néo-formations conjonctives, occupant non seulement les espaces inter-acineux, mais se prolongeant encore dans le lobule, le long des cellules hépatiques et autour des veines centrales. Elles forment des tractus plus ou moins larges qui séparent les acini ou leurs restes les uns des autres, et envoyant de nombreuses ramifications dans leur intérieur. Celles-ci sont également de dimensions variables généralement plus larges à leur base, c'est-à-dire à l'endroit où elles pénètrent dans les cellules pour se rétrécir progressivement à mesure qu'elles se rapprochent du centre. Mais d'une façon générale leur forme est très irrégulière, tantôt très allongée, tantôt très courte, dépassant à peine la périphérie des lobules ou bien s'y prolongeant beaucoup et même les traversant de part en part et les divisant en plusieurs portions. A cause de l'irrégularité dans la forme et les dimensions des prolongements conjonctifs dans l'intérieur des acini, la forme et les dimensions de ces derniers sont également variables. Les dimensions sont d'autant plus variables que, de fait, tout acini n'est pas séparé par le tissu conjonctif de ses voisins, mais on en voit deux, trois ou même plusieurs réunis et entourés de tractus conjonctifs communs qui envoient généralement des prolongements dans leur intérieur. C'est en partie à cette réunion partielle de plusieurs acini et en partie aux tractus conjonctifs qui les traversent ou les pénètrent que sont dus les aspects divers que présentent les restes insulaires du parenchyme hépatique. Les acini, sont, par conséquent, tantôt petits, arrondis, tantôt plus grands, ébréchés, envoyant aussi des prolongements nombreux dans le tissu conjonctif environnant, prolongements aussi variables de formes et de dimensions que les tractus conjonctifs qui les pénètrent. En continuation avec ces derniers, on voit des tractus conjonctifs plus étroits, de formes radiales, traverser les acini, s'arrêter près de la veine centrale, autour de laquelle ils forment une gaine plus ou moins épaisse.

Ils séparent d'autant plus les cellules hépatiques les unes des autres qu'ils sont plus larges, ou que les capillaires qu'ils renferment sont plus distendus. Tout le stroma conjonctif hyperplasié du foie est donc constitué d'un réseau de tractus inter-acineux épais, dont les mailles renferment un réseau plus fin qui entoure les cellules hépatiques.

La masse du tissu conjonctif paraît plus considérable dans le lobe droit que dans le gauche; du moins les tractus inter-acineux y paraissent plus épais et plus larges, de même que leurs prolongements inter-acineux. Mais la proportion du parenchyme diminue avec la quantité de tissu conjonctif.

La structure du tissu conjonctif néo-formé est identique dans les deux lobes. Ce tissu est composé surtout de fibrilles fines, réunies en fascicules ou isolées et parallèles, interrompues par-ci par-là de quelques noyaux brillants, étroits. On rencontre souvent dans ce tissu, et plus à gauche qu'à droite, des amas considérables et denses de cellules lymphoïdes disposées sur plusieurs rayons ou isolées dans les mailles fibrillaires. On les trouve aussi bien en dehors qu'en dedans des lobules, indépendantes des autres éléments du tissu conjonctif, de sorte qu'on ne pourrait nulle part établir avec précision si elles se trouvent plus accumulées autour des vaisseaux sanguins ou autour des canalicules biliaires.

Mais ce qui frappe surtout dans ce nouveau tissu conjonctif (surtout sur des coupes colorées), ce sont des canalicules épithéliales semblables en partie aux canalicules biliaires inter-acineux, et qu'on rencontre tantôt en petit nombre et tantôt en quantités considérables. On les rencontre partout : dans les tractus inter-acineux, entre les travées des cellules hépatiques et autour de la veine centrale. Leur disposition est très variable, tantôt allongés ou légèrement arrondis, serpigineux et souvent très nombreux côte à côte.

Quelques-uns sont très longs, ne donnant que peu de ramifications, mais formant par places de véritables pelottes. D'autres semblent s'anastomoser et former des réseaux; leur largeur varie de 5 à 50 μ. A côté de ces canalicules, semblant s'anastomoser avec eux, on voit des travées de cellules hépatiques légèrement atrophiées, circonscrivant des canalicules et entourées de tissu conjonctif.

L'épithélium des canalicules varie avec les dimensions de ceux-ci. Dans les canalicules très étroits, ils sont très aplatis, renfermant des noyaux peu nets et qui paraissent même manquer dans les canalicules de 5 μ de diamètre. Mais à mesure que le calibre augmente, on voit paraître avec netteté, sur une coupe longitudinale, une double rangée de cellules épithéliales, et, sur des coupes transversales, un anneau de trois à quatre, ou plusieurs cellules épithéliales qui délimitent la lumière canaliculaire. Le volume de ces cellules augmente en proportion, et d'aplaties elles deviennent cubiques, leur noyau devient arrondi, et enfin la cellule devient cylindrique comme dans les canaux biliaires d'un certain volume.

En dehors de ces canalicules, on voit encore dans le tissu conjonctif des fragments de ces canalicules, sous forme de petits trabécules droits ou légèrement recourbés ou serpentiers, présentant souvent de courtes ramifications latérales.

Les cellules hépatiques ne conservent presque nulle part leur volume normal ; le plus souvent elles sont petites, en voie d'une atrophie progressive. Elles sont, d'une façon générale, d'autant plus petites que le tissu conjonctif de leur voisinage est en plus grande quantité, ce qui fait qu'elles sont plus petites à la périphérie qu'au centre du lobule.

Leur protoplasma n'offre nulle part trace de tissu adipeux, et est granuleux dans les plus grandes. Le noyau est nettement visible dans les cellules de volume moyen, mais semble manquer dans les plus petites. Ces dernières renferment un protoplasma homogène. brillant, dont la structure, finement granuleuse, n'est reconnaissable qu'avec de très forts grossissements. Presque toutes les cellules sont bien délimitées, très peu présentent des bords ébréchés ou des restes protoplasmoniques seulement autour de leur noyau, ce qui est probablement un effet de préparation.

Dans l'intérieur des acini déchiquetés par la néo-formation conjonctive, les cellules hépatiques se présentent en groupements très caractéristiques. Elles forment des figures allongées, droites ou anguleuses, parfois anastomosées, disposées en rayons, et qui rappellent de suite les travées hépatiques, mais s'en distinguent par ce fait que sur une coupe longitudinale elles sont disposées linéairement deux à deux, et, sur une coupe transversale, elles forment des cercles composés de 3 à 5 cellules pyramidales. Celles-ci circonscrivent une lumière canaliculaire.

Pour ce qui concerne les vaisseaux sanguins du foie, il est à noter que les communications entre les veines portes et hépatiques sont restées intactes ; une injection faite dans les premières remplissant tous les capillaires des lobules et pénétrant dans les veines centrales. Vers le milieu du tissu conjonctif inter-acineux, on voit les rameaux portes, dont se détachent des ramuscules, qui forment un fin réseau avant de pénétrer dans les lobules. Ce réseau vasculaire se distingue du réseau normal sous plusieurs rapports. D'abord les capillaires qui le forment sont plus larges, parfois même bien plus larges que normalement, et il n'est pas rare de voir un vaisseau se détachant de la veine porte traverser l'acinus et se jeter dans la veine centrale. Ces capillaires sont séparés des cellules hépatiques par du tissu conjonctif plus ou moins abondant, sans qu'on observe quelque rapport entre l'abondance du tissu conjonctif et la largeur des capillaires, en ce sens que des capillaires très élargis pouvaient n'être entourés que de peu de tissu conjonctif et vice versa.

Les artères hépatiques n'ayant pas été injectées, on n'a rien pu constater à leur égard.

Observation XII.

(Cornil. Archives de Physiol., 1974.)

R..., âgé de 29 ans, garçon marchand de vins, entre, le 12 décembre 1873, au n° 25 de la salle Saint-Jean-de-Dieu. D'une taille moyenne, il est fortement musclé. Il a fait le service militaire pendant sept ans, en qualité de pompier.

Au début de la guerre, il fut atteint d'ictère très marqué avec douleurs intenses sur la région du foie, à tel point que le malade ne pouvait respirer que très difficilement. Cet état dura deux mois environ. A sa sortie de l'hôpital, il reprit de nouveau son service de pompier, plutôt pour avoir de quoi vivre que pour s'occuper réellement, comme avant sa maladie.

Le 25 juillet, on lui donne un congé de six mois, qu'il va passer à la campagne pour se reposer. Il essaya bien, pendant ce laps de temps, de s'occuper activement ; mais tout ce qu'il put faire, ce fut de conduire des charrettes sur les chemins, toujours souffrant, perdant ses forces de jour en jour, et pouvant à peine quelquefois mettre le collier à son cheval.

Il revient à Paris au mois de janvier et se fait marchand de vins. Ce travail étant moins pénible que le premier, il souffre moins : les douleurs dans la région du foie et dans l'abdomen ne disparaissent pas pour cela.

En juin 1872, il retourne à la campagne où il reste deux mois, toujours dans le même état de faiblesse et de malaise. Il revient à Paris jusqu'en 1873.

Le 15 septembre 1873, il est pris de fatigue très considérable, avec malaise général, perte de l'appétit, et se met au lit. Le lendemain, il veut reprendre son travail ; mais il est obligé de se coucher de nouveau. Le ventre commence à grossir, et la respiration devient difficile ; les jambes ne sont pas enflées. Depuis ce jour il ne s'est plus levé, et le mal est toujours allé en empirant chaque jour.

Le 20 décembre, il perd l'appétit complètement, la bouche est mauvaise, la langue pâteuse et noirâtre.

Il y a de la fièvre, avec des sueurs, de la constipation. Les urines sont rouges, avec un dépôt considérable.

Céphalalgie frontale intense. Ventre douloureux et pesant, dit le malade. Respiration difficile.

Il entre à l'hôpital le 1er décembre.

État actuel. — Décubitus dorsal, face abattue, sans animation, d'une pâleur terreuse. Douleur intense dans tout le ventre, qui est volumineux et a pris la forme du ventre de grenouille.

Ascite encore peu considérable.

Le foie, très volumineux, dépasse de quatre doigts les côtes en bas, et va en haut jusqu'au mamelon. Il paraît bosselé.

La rate, très volumineuse, ne peut pas se limiter en bas, à cause de la douleur.

Pas de sommeil. Céphalalgie.

Pas d'appétit et constipation. Fièvre intense. T. : 39,2 le matin ; 39,6 le soir. P. 100.

Respiration difficile ; matité aux deux bases du poumon, surtout à droite. Râles sous-crépitants vers l'angle inférieur de l'omoplate, à droite. Respiration nulle en bas et à gauche. La voix est faible.

Crachements de sang, surtout le matin, quand il a un peu sommeillé. Rien au cœur.

2 décembre. T. : 37,8 le matin ; 38,5 le soir. Rien de nouveau.

Le 3. T. : 37,7 le matin ; 39,5 le soir. Douleur aussi intense. Pas de sommeil, épistaxis.

Le 5. T. : 38° le matin ; 38,9 le soir.

Le 6. T. : 38° le matin ; 38,2 le soir.

Le 7. T. : 37,4 le matin ; 37,3 le soir.

Les souffrances augmentent avec la gêne de la respiration. Le malade est le plus souvent assis sur son lit et supporté par plusieurs coussins. Pas de sommeil.

Urines très rares ; il rend à peine 100 grammes d'urine par jour.

Le 8. T. : 38° le matin ; 38,4 le soir.

Le 9. T. : 37,6 le matin ; 38,5 le soir.

Le 10. Même état. Selles assez régulières ; T. : 37,2 le matin ; 37,7 le soir. L'ascite augmente tous les jours.

Le 12. On ponctionne l'abdomen, le liquide augmentant toujours ; quatre litres de liquide séro-fibrineux sont enlevés.

Le 13. Un peu de sommeil ; les urines n'ont pas augmenté ; le malade se sent beaucoup mieux.

Le 14. La fièvre revient, quoique le malade soit plus à son aise et respire mieux. T. : 38,4 le matin ; 38,8 le soir.

Le 15. Aujourd'hui la maladie progresse : des hémorrhagies se font de tous côtés : épistaxis, crachement de sang, selles sanguinolentes. L'amaigrissement est extrême. Décubitus dorsal. L'auscultation est impossible ; le malade râle depuis le matin ; les urines sont rares comme au début, et contiennent, le dernier jour, 14 gr. d'urée. Le malade laisse échapper involontairement des selles liquides.

Le 16. Même état; à midi, mort. Température de 40,2 au moment de la mort.

Autopsie faite le 17 décembre. — Rigidité cadavérique très prononcée; les orifices des urines montrent du sang.

Dans le péritoine on trouve une grande quantité de liquide rougi par du sang et des caillots fibrineux. Il existe des adhérences molles du péritoine pariétal avec le grand épiploon.

Ce dernier adhère entièrement et fortement au foie, en passant par dessus l'estomac; on le trouve remonté dans la région ombilicale, pelotonné et très épaissi.

La surface inférieure du foie est lobulée, et le foie lui-même présente de gros mamelons dans toute son étendue, avec quelques plaques de granulations très petites. Le tout est recouvert de produits inflammatoires qui lui donnent une couleur blanchâtre. Le tissu du foie est élastique, on ne peut pas l'enfoncer avec l'ongle, de consistance fibreuse et de couleur jaune, il présente quelques îlots rouges.

Une injection de bleu de Prusse, faite par la veine porte, n'a pénétré que dans les gros vaisseaux et a filé par la surface du foie et par les adhérences nombreuses qu'il avait contractées avec le diaphragme. Le poumon droit est adhérent dans sa totalité; le poumon gauche est libre.

Dans la plèvre gauche se trouvent quelques cuillerées de liquide sanguinolent.

Dans le lobe supérieur du poumon gauche existait un aplatissement, une atélectasie d'une bande transversale peu considérable, et dans le lobe inférieur on a constaté la présence de noyaux ronds, jaunâtres, fermes, et ne laissant pas suinter de suc à la pression.

Le poumon droit ne présente aucun de ces noyaux.

Le cœur est normal.

Dans l'estomac se trouvait une quantité assez considérable de sang noir; le gros intestin est normal, ainsi que la partie inférieure de l'intestin grêle; à sa partie supérieure, du sang se trouvait en grande quantité.

La rate était très volumineuse: 0m,25 de long.

Le rein gauche, mou, blanc dans la substance corticale; le rein droit est moins anémié.

Rien à la vessie.

Les glanglions lymphatiques lombaires, situés à la région épigastrique, sont gros, durs et rouges sur une surface de section.

A l'examen ultérieur du foie, on voit que sa surface présente des granulations saillantes répondant à des lobules hépatiques situés au-dessous de la capsule de Glisson, très épaissie. Ces granulations, visibles à la périphérie du foie, sont séparées par des bandes blanchâtres ou des sillons déprimés, et sur ces sillons ou bandes de tissu fibreux, on reconnaît à l'œil nu de petites végétations blanchâtres, sessiles, ayant de 1/5 à 1/2 millimètre de longueur. En certains points, ces végétations papillaires sont très rapprochées les unes des autres et très nombreuses. La matière à injection n'a pas pénétré dans leur intérieur, et elle a filé dans les adhérences vasculaires très nombreuses qui unissent le foie au diaphragme. Sur des préparations du foie faites à l'état frais, on voit que les cellules hépatiques sont, dans certains îlots, remplies de matière colorante biliaire, sur d'autres, de pigment sanguin.

Avec les pièces durcies dans l'alcool on fait des sections minces qui montrent un épaississement considérable assez régulier du tissu conjonctif, de telle sorte que les bandes de ce tissu, qui séparent les lobules, sont au moins aussi larges que le diamètre des lobules. Dans ce tissu composé de fibrilles séparant les cellules, les une plates, les autres légèrement tuméfiées de tissu conjonctif, et des cellules embryonnaires ; il y a presque partout des canalicules biliaires très nombreux, les unes affectant un trajet parallèle aux lignes de séparation des lobules, les autres disposées sous forme de réseau.

L'injection des vaisseaux sanguins est très mal réussie. Quelques branches volumineuses du tissu conjonctif périlobulaire sont seules injectées. Cependant il y a par places, dans ce tissu, des vaisseaux à parois minces, très rapprochés les uns des autres et très dilatés, se rapprochant de ceux de l'observation.

Les îlots hépatiques sont généralement sphériques et bien limités; quelques-uns sont dissociés à leur périphérie par des bandes de tissu conjonctif. Presque tous présentent, le long des vaisseaux capillaires extra-lobulaires et dans toute leur épaisseur, une grande quantité de petites cellules, une inflammation productive intra-lobulaire.

OBSERVATION XII.

(M. Jaccoud. Clinique médicale de la Charité.)

La malade, âgée de 36 ans, est d'une constitution robuste ; elle a toujours eu une bonne santé et un embonpoint considérable ; aussi, quoique depuis quelques mois elle ait beaucoup maigri, nous présentait-elle encore un développement assez marqué du tissu adipeux. Pour ce qui est de son état, cette femme a fait durant des années un métier à poussières ; elle nettoyait les peaux destinées à la fabrication des chapeaux ; j'ajoute qu'elle n'a été chargée que de la partie mécanique de ce travail : elle brossait, elle épilait, elle secouait, mais elle n'a jamais été employée aux opérations chimiques de cette industrie.

Elle nous donne des détails très circonstanciés sur la santé et sur la mort de ses parents, mais ces renseignements n'ont aucune signification quant à la maladie dont elle est elle-même atteinte. Il y a quinze mois, cette femme a commencé à ressentir des douleurs qui occupaient toujours en même temps et le creux de l'estomac et la région de l'hypochondre droit; ces douleurs n'éclataient pas subitement avec toute leur violence, elles se développaient sourdement, gagnaient peu à peu en intensité et ce n'est qu'au bout de deux ou trois jours qu'elles étaient assez fortes pour obliger la malade à rester au lit. Cette période d'acmé durait deux, trois, cinq jours au plus; après quoi la douleur s'atténuait peu à peu, pour disparaître au bout de trente-six ou quarante-huit heures, sans laisser d'autre trace de son passage qu'un sentiment de pesanteur incommode dans le côté droit du ventre : encore cette sensation était-elle temporaire. Cette espèce d'attaque, qui est caractérisée si nettement par la lenteur de l'ascension et du déclin, durait ainsi de cinq à huit jours, après quoi cette femme se trouvait très bien et reprenait ses occupations. La fréquence de ces douleurs a été très variable; au début, elles revenaient à peu près tous les mois; un peu plus tard elles sont devenues plus fréquentes en perdant de leur durée; pendant une période de quatre mois environ, il y a eu ainsi un accès toutes les deux semaines et même toutes les semaines; puis est revenue une phase d'apaisement, et depuis six semaines au moins il n'y a pas eu de nouvelles attaques. Je puis me porter garant de l'exactitude de ces détails; ils ne sont pas uniquement puisés dans les sensations de la femme. Voilà plusieurs mois que je la suis, j'ai vu maintes fois ce qu'elle appelle ses crises, et c'est d'après ce que j'ai vu que je vous les ai décrites.

J'ai pu observer en même temps deux autres phénomènes, l'un variable, l'autre constant; l'invasion des douleurs a été accompagnée d'un mouvement fébrile intense durant lequel le thermomètre montait à 39,5 ou 39,8, et le pouls à 110 ou 120; cette fièvre ne durait pas aussi longtemps que la douleur elle-même, mais lorsqu'elle se manifestait, l'attaque était plus violente et plus longue; dans d'autres circonstances, l'accès douloureux était complètement apyrétique : voilà le phénomène variable auquel je faisais allusion il y a un instant.

Quant au phénomène constant, il est des plus importants; durant chacune de ces attaques, le foie augmentait de volume; la douleur passée, il revenait sur lui-même, mais ce retrait ne la ramenait pas toujours à ses dimensions primitives; et en jugeant la question par le niveau du bord inférieur, il était facile de s'assurer, surtout après les grands accès de fièvre, que l'organe s'était définitivement abaissé de quelques lignes de plus. Une autre modification intéressante avait lieu durant l'attaque; l'ictère qui s'était déclaré au cinquième mois de cette maladie augmentait chaque fois d'intensité; il devenait, pendant les périodes douloureuses, d'un jaune verdâtre foncé; ce changement de nuance était déjà manifesté après douze heures de souffrances, et il ne survivait pas à l'accès.

Quelques semaines après l'apparition de ces paroxysmes, mais bien avant l'ictère, d'autres symptômes survinrent du côté des organes digestifs; ce furent d'abord des alternatives de constipation et de diarrhée, que ne pouvait expliquer aucune modification dans le régime, puis une augmentation considérable de l'appétit, qui a toujours persisté.

Cette boulimie fut dès le début extrêmement marquée; la ration de pain qui durait d'ordinaire deux jours, suffisait à peine pour un seul et cette femme était obligée de se lever une ou deux fois la nuit pour manger.

Cette consommation insolite d'aliments ne lui profitait guère, car c'est à dater de ce moment qu'elle commença à maigrir. Les choses allèrent ainsi pendant trois mois; au commencement du quatrième, un nouveau phénomène apparut, symptôme considérable, sur lequel j'appelle toute votre attention; ce sont des épistaxis peu abondantes, qui revenaient une ou deux fois par semaine; elles n'ont jamais cessé depuis lors.

Vers la fin du cinquième mois, après un paroxysme de douleurs qui paraît avoir été remarquablement violent, l'ictère est arrivé, il n'a jamais disparu, mais il a offert de nombreuses oscillations dans l'intensité de la nuance. Un peu plus tard, cette femme, conservant tout son entrain et toute sa bonne humeur, mais incapable de se livrer à un travail suivi, et notablement affaiblie, est entrée à l'hôpital, où je l'observe depuis plusieurs mois. Il n'y a pas eu d'accès de douleurs depuis six semaines, mais c'est là le seul changement à noter; la boulimie est toujours la même, et l'amaigrissement fait de lents mais constants progrès; comme par le passé la constipation alterne avec la diarrhée; tantôt les matières ont leur coloration normale, tantôt elles offrent la teinte gris cendré qui dénote l'absence de bile dans l'intestin; l'urine est très fortement chargée de matière colorante biliaire, elle ne contient ni sucre, ni albumine; l'ictère très foncé est d'un jaune verdâtre légèrement terreux; il y a de temps en temps une petite épistaxis; quelquefois, le saignement de nez est remplacé par un crachement sanglant, par une hémoptysie véritable. Enfin, malgré la longue durée de la maladie et l'amaigrissement qui en a été la suite, cette femme n'a point l'apparence cachectique; elle dort bien, elle aide les infirmières dans le service de la salle. Sa gaieté naturelle reste inaltérée. La région hépatique ne présente pas de voussure, mais par la palpation, on sent facilement que le foie dépasse dans toute son étendue le rebord des fausses côtes ; c'est surtout au niveau de la ligne médiane que cette saillie est le plus prononcée.

La paroi de l'abdomen, chez cette femme, est extrêmement flasque et molle ; lorsque, plaçant les quatre derniers doigts de la main par leur face dorsale, au niveau du bord inférieur du foie, on déprime fortement cette paroi d'avant en arrière, on réussit sans peine à porter ces quatre doigts de bas en haut jusque sur la face inférieure de l'organe ; si alors on applique le pouce de la même main sur la face supérieure, on intercepte entre les deux branches de cette pince intelligente un segment hépatique, dont on n'est séparé que par une couche très mince de parties et dont on peut apprécier rigoureusement les conditions physiques. Cette exploration, que j'ai souvent répétée, m'a toujours donné les mêmes résultats ; le bord libre du foie, dur et nettement découpé, se présente sous forme d'arête vive, saillante en avant ; tout le segment accessible à ce mode de palpation est remarquablement induré, c'est une résistance ligneuse que l'on éprouve sous les doigts ; le tissu ne cède pas, il ne s'affaisse pas d'un millimètre sous une pression même assez forte, et c'est en vain que l'on cherche à rapprocher le pouce et les doigts aux dépens du tissu interposé.

Cette induration est parfaitement uniforme : on la retrouve avec les mêmes caractères. Sur toute la longueur du bord inférieur de l'organe, il n'y a ni bosselure, ni inégalités d'aucune sorte.

La percussion montre une augmentation de volume assez considérable de la glande hépatique ; mais cette hypermégalie, la palpation le faisait prévoir, est surtout marquée au niveau de la ligne médiane.

La simple application de la main sur l'hypochondre gauche fait constater la présence d'une tumeur qui déborde de beaucoup les côtes et s'avance obliquement, en bas et en avant, vers la région abdominale antérieure. Cette tumeur est formée par la rate, qui présente des dimensions considérables, savoir : 15 centimètres dans la ligne verticale, et 16 dans la ligne antéro-postérieure.

Le ventre a un développement insolite, et cette circonstance, chez un individu qui porte une intumescence du foie et de la rate, fait aussitôt penser à une ascite : il n'en est rien pourtant. Cette femme a un météorisme habituel, qui augmente pendant les périodes de diarrhée. De plus, après une couche, elle a conservé une flaccidité extrême de la paroi abdominale, par suite de quoi celle-ci retombe, en s'étalant de chaque côté. Telles sont les causes réelles de l'aspect anormal du ventre ; mais, de liquide épanché, il n'en est pas question, il n'y en a pas trace, ce n'est même pas un de ces cas où l'on conserve quelques doutes : il n'y a certainement pas d'ascite.

Les membres inférieurs sont le siège d'ulcères variqueux.

Trois mois et demi plus tard, cette femme a succombé à des accidents comateux, les épistaxis et les hémoptysies ont persisté jusqu'à la fin, et, pendant les dernières semaines, l'ascite était survenue. Aucune modification ne s'est produite dans l'état du foie et de la rate. A l'autopsie, ces deux organes étaient seuls altérés.

La rate était grosse, molle et gorgée de sang ; tout le système porte était fortement congestionné : c'est de la sérosité pure qui était contenue dans le péritoine ; la quantité n'en a pas été mesurée. Le foie, lourd et volumineux, présentait les dimensions anormales que la percussion avait reconnues pendant la vie ; la palpation immédiate donnait les mêmes résultats que l'exploration médiate, qui avait été si souvent pratiquée à travers la paroi abdominale. C'était la même induration uniforme, la même résistance ligneuse, résistance telle, que le foie étant posé à plat sur une table, il était impossible d'en déprimer la face convexe avec la main ; l'organe ressemblait à un bloc de fibro-cartilage parfaitement compact et homogène. La surface, lisse et égale, ne présentait ni granulations, ni dépressions éraillées ; mais de nombreuses taches blanches occupaient le péritoine sus-hépatique. Le tissu criait et résistait à la coupe, qui était nette et luisante ; il était remarquablement exsangue et d'un blanc grisâtre.

Sur cette teinte fondamentale apparaissaient, isolés les uns des autres, quelques points jaunâtres représentant les éléments normaux du foie, resserrés et atrophiés par le développement colossal de la masse interstitielle ; l'écartement insolite de ces points jaunes montrait clairement qu'une grande partie des lobules avait disparu. La substance grisâtre interposée était absolument semblable à du lard durci, et l'organe ainsi modifié offrait un type parfait de ce qu'on a appelé le foie lardacé ou cireux. Aussi, en présence de ces altérations si nettes, je ne doutai pas un instant de l'existence simultanée des deux lésions que j'avais diagnostiquées.

Cette phrase de Frerichs : « Par la combinaison de l'amyloïde et de l'induration scléreuse, il se forme un gros foie cirrhotique, qui, par sa consistance et sa couleur, présente une certaine analogie avec le lard durci », cette phrase, dis-je, me revenait en mémoire et me confirmait dans cette pensée. L'examen chimique en a décidé autrement. Malgré plusieurs tentatives, je n'ai pu obtenir que la première partie de la réfraction. La substance blanc-grisâtre prenait bien, au contact de l'iode, une couleur rouge jaune ; mais par l'addition de l'acide sulfurique, je n'ai pu avoir ni bleu, ni violet. Il n'y avait donc pas de matière amyloïde : une hypertrophie de la trame conjonctive était seule en cause. Non seulement elle avait produit de gros tractus fibreux qui cloisonnaient l'organe, mais la confluence et le développement des éléments néoplasiques avaient été tels, qu'ils constituaient à eux seuls, sans dépôt étranger, cette gangue fibroïde dans laquelle étaient plongés les lobules hépatiques survivants. C'était un type parfait de sclérose conjonctive ou hépatite interstitielle.

Observation XIV.

(M. Hayem. Archives de Physiologie, 1874.)

S..., âgé de 37 ans, garçon d'hôtel, entré le 10 août 1870 à la Charité, salle Saint-Ferdinand, 14, dans le service de M. Bernutz.

Il est né à Saint-Céré (département du Lot), de parents parfaitement bien portants ; il a cinq frères et deux sœurs également en bonne santé, et lui-même a été vigoureux et bien portant jusqu'à l'âge de 24 ans. Il n'a jamais fait d'excès de boissons et ne porte pas trace de maladies vénériennes. Sa première maladie date de la campagne de Crimée, en 1855 ; il a eu à cette époque « la jaunisse et la dyssenterie ». Transporté à l'hôpital français à Constantinople, il prit la fièvre typhoïde (?) et, à peine convalescent, il ne tarda pas à être atteint du scorbut, qui faisait de nombreuses victimes parmi les soldats français.

Rentré en France, en 1856, il fut envoyé à l'hôpital militaire de Limoges, et là, à peine remis du scorbut, il fut pris du choléra (?). Au bout de deux mois de séjour à ce dernier établissement, il fut envoyé chez lui en congé de convalescence. Il avait, à la suite du choléra, conservé une diarrhée chronique, qui persiste pendant ses quatre mois de congé et dura encore deux mois après sa rentrée au service. Néanmoins, sa santé s'est remise peu à peu, et, en 1859, il fait, sans maladie, la campagne d'Italie.

A la sortie du service militaire, il se met garçon d'hôtel, mais ne tarde pas à retomber malade en 1861.

Il éprouva des douleurs vives dans le côté droit, et son foie augmenta progressivement de volume ; mais il n'a eu, à ce moment, ni jaunisse, ni vomissements, ni diarrhée. Les douleurs de côté étaient très fortes, et de temps en temps, s'accompagnaient de fièvre. Il continua néanmoins à travailler et ne se décida à entrer à la Charité qu'en décembre 1868.

Il décrit ainsi incomplètement les symptômes qu'il présenta à cette époque : le ventre était très développé, douloureux, et on lui appliqua un certain nombre de vésicatoires sur l'abdomen. Après un séjour de deux à trois mois à l'hôpital, il chercha vainement à reprendre son travail, et fut obligé de se représenter pour la deuxième fois à la Charité, en 1869.

Le ventre et les jambes étaient enflés, et le médecin du service lui pratiqua une paracéntèse abdominale qui donna issue à 8 litres de liquide ascitique.

Il sort de l'hôpital, au mois d'août, très soulagé, et reste environ un an dans son pays, un peu mieux portant. Cependant, repris d'accidents plus aigus, il revient encore à Paris et se fait recevoir de nouveau, en août 1870, à la Charité.

A son entrée, on constate les signes suivants : Amaigrissement et faiblesse, — jambes enflées le soir, — teinte jaune paille sub-ictérique ; mais pas de matière colorante de la bile dans les urines. — diarrhée depuis un mois. Malgré cet état cachectique, le malade peut se lever et se promener un peu dans la journée. La langue est d'un rouge vif très intense ; elle est fendillée et comme framboisée. Les dents sont branlantes et en parties déchaussées, les gencives rouges et fongueuses. Il n'y a pas de vomissements, l'appétit est assez bien conservé ; le malade mange 3 degrés.

Cependant, il existe une diarrhée abondante : 15 à 20 selles liquides dans les vingt-quatre heures ; ces garde-robes ont contenu quelquefois du sang avant l'entrée du malade à l'hôpital. Elles en contiennent encore de temps en temps, — douleurs abdominales assez vives, — ténesme.

Le ventre est extrêmement développé. De grosses veines sous-cutanées, sinueuses, sillonnent sa partie moyenne ; le cours du sang marche de haut en bas dans ces vaisseaux.

Le foie forme une tumeur considérable qui déborde les fausses côtes de 10 à 12 travers de doigt, de sorte que son bord tranchant atteint presque le niveau de l'ombilic. Cette tumeur est lisse à sa surface ; on n'y sent ni saillie, ni enfoncement, — pas de fluctuation. Une ponction exploratrice faite au niveau de la région épigastrique, il y a environ trois ans, n'a donné issue qu'à un peu de sang. (Il est probable que déjà à cette époque la tuméfaction du foie était assez grande pour faire croire à l'existence d'une collection liquide.)

La pression sur l'abdomen, lorsqu'elle est modérée, n'est pas douloureuse. — Il n'y a pas d'ascite.

L'exploration exacte de la rate est rendue impossible par le débordement du foie dans la région splénique. L'examen du cœur et des poumons ne révèle que des signes négatifs, l'urine ne contient pas d'albumine.

10 septembre. — Depuis l'entrée à l'hôpital, continuation des mêmes symptômes. Les garde-robes ne sont pas restées sanglantes ; dès le 20 août, elles n'avaient plus de caractères particuliers, — cachexie de plus en plus marquée, — fièvre hectique, — marasme, — diminution progressive de l'appétit et des forces, — le malade garde le lit. L'œdème des membres inférieurs a augmenté et a gagné la paroi abdominale, — léger degré d'ascite.

Malgré l'emploi de tous les astringents recommandés dans la diarrhée chronique et l'usage de pilules de nitrate d'argent, on n'obtient aucune diminution de la diarrhée. L'intelligence d'abord bien conservée se perd peu à peu, — la voix est cassée, éteinte, — l'ouïe est devenue dure.

15 septembre. — L'état s'aggrave de jour en jour, le malade est devenu gâteux, il s'excorie légèrement le siège et les bourses.

Le 20, il est très souffrant, extrêmement affaibli, il se plaint continuellement de douleurs très fortes à la base de la poitrine, surtout à droite comme si un poids l'étouffait. Il présente les signes d'une complication thoracique ; mais on juge inutile de le faire souffrir pour l'ausculter. Il meurt le 21 au matin.

Autopsie le 22. — Abdomen : Adhérences anciennes, bien organisées, extrêmement vasculaires entre tous les organes contenus dans l'abdomen d'une part, et la paroi abdominale d'autre part. Le péritoine pariétal n'est pas épaissi d'une manière bien notable. Les adhérences sont constituées par des lames celluleuses, lisses, parfaitement organisées, recouvertes d'un feuillet séreux ; ce sont de véritables feuillets mésentériques d'une richesse vasculaire remarquable.

De gros vaisseaux veineux un peu sinueux, contenus en grand nombre dans ces lames, vont très manifestement de l'intestin dans la paroi abdominale, et forment ainsi une circulation dérivative considérable.

Les loges nombreuses et irrégulières circonscrites par les adhérences et les viscères communiquent entre elles et sont remplies de sérosité citrine.

Le *foie* est entouré d'adhérences anciennes très épaisses et il est fixé ainsi très solidement au diaphragme et à la face antérieure de l'estomac.

Il est extrêmement volumineux, mais non déformé, lisse, dense et lourd. Son poids est de 3 kil. 180 gr. Sa surface ne présente que de très rares saillies jaunâtres de la grosseur d'une lentille ou d'un haricot.

Le tissu du foie crie sous le scalpel, il est dense et d'une consistance semi-élastique toute particulière, mais uni, sans aucune granulation. La surface des coupes offre des contours très variés qui lui donnent l'apparence d'une sorte de mosaïque. Sur un fond gris-bleuâtre on voit des taches brunes ou jaunes et un grand nombre de petits points rouges, comme ecchymotiques. Le pourtour des acini est complètement perdu. La coupe des mamelons saillants à la surface est tout à fait jaune. Ce sont sans doute des acini graisseux.

La *vésicule biliaire*, revenue sur elle-même, ne contient qu'une petite cuillerée d'un liquide muqueux, filant, couleur de pus.

La *rate*, enveloppée aussi d'adhérences, est énorme. Son poids est de 1 kil. 50 gr. Elle est, sur la coupe, d'un rouge violet ; sa consistance est assez ferme ; mais on n'y voit point de gros tractus, ni de taches blanches.

Cette hypertrophie paraît due à une congestion ancienne sans épaississement fibreux notable.

La surface interne de l'*estomac* est recouverte de mucus assez abondant. La muqueuse elle-même paraît peu altérée. Elle offre un peu de congestion veineuse.

Dans le petit et le gros intestin, muqueuse grisâtre légèrement ardoisée, recouverte de matières diarrhéiques très liquides. On voit dans le gros intestin une quantité considérable de petits points bruns qui paraissent être à l'orifice des glandules ? Dans la presque totalité du tube digestif, et surtout dans les côlons et l'iliaque les veines du tissu sous-muqueux (et probablement aussi celles de la muqueuse et des villosités) sont considérablement développées, sinueuses et remplies de sang ; on peut les suivre par la dissection et à l œil nu jusque dans les adhérences et de là dans la paroi abdominale.

Les deux *reins* offrent une congestion veineuse intense et probablement ancienne ; pas d'altération bien appréciable de leur parenchyme. Dans un des calices, on trouve un petit calcul très dur, verdâtre, gros comme un gros grain de chènevis.

Cavité thoracique. — Le poumon droit est recouvert en arrière d'une couche fibrineuse récente, et tout son lobe inférieur est hépatisé, même lésion moins avancée à la partie moyenne et postérieure du poumon gauche.

Le cœur est très petit, très brun, fortement pigmenté. Le bord libre des sigmoïdes aortiques est fenêtré sans épaississement ; mais il n'y a ni rétrécissement, ni insuffisance.

Le système nerveux n'est pas examiné.

Examen microscopique du foie. — Sur des coupes minces du tissu hépatique on reconnaît à un *faible grossissement* les particularités suivantes :

Les acini sont tous profondément modifiés ; quelques-uns sont encore faciles à délimiter et à reconnaître, les autres ont des limites confuses, d'autres paraissent avoir complètement disparu, ils sont comme dispersés. C'est à peine si, sur un très grand nombre de coupes, on retrouve, çà et là, un seul lobule ayant conservé son aspect à peu près normal.

Le volume des acini modifiés est très variable : les mieux conservés paraissent plus gros qu'à l'état normal, d'autres sont certainement atrophiés ; mais souvent il est complètement impossible d'en suivre les limites et par conséquent d'en apprécier l'étendue. Dans beaucoup de points, il est devenu difficile de différencier le tissu interlobulaire du tissu lobulaire lui-même.

Les tractus interlobulaires sont en général épaissis, mais d'une manière tout à fait irrégulière ; çà et là on y voit des amas cellulaires plus ou moins volumineux et très nombreux sur certaines coupes.

Quelques-uns de ces amas sont complètement arrondis, on dirait un petit abcès en voie d'enkystement. Sur d'autres points, les amas cellulaires sont plus diffus, ils ont une forme allongée, étoilée ou triangulaire, suivant la disposition des vaisseaux et des tractus conjonctifs ; enfin, ailleurs encore, ce sont de simples traînées d'éléments cellulaires qui suivent le trajet des vaisseaux.

Voici maintenant ce qu'on voit du côté des lobules, toujours à un faible grossissement : Le contour périphérique des acini est presque partout impossible à délimiter ; il en résulte que toute la partie parenchymateuse de l'organe n'a plus sa division lobulaire ; elle est séparée très irrégulièrement en amas incomplètement séparés, ou bien dissociés ou comme éparpillés par îlots au milieu du tissu conjonctif.

Il est impossible de reconnaître la veine centrale (intra-lobulaire), les trabécules cellulaires ont perdu leur disposition normale en rayons de roue partant d'un centre. Sur les préparations teintes par le carmin, en aperçoit, de plus, le long des trabécules, un grand nombre de points rouges, qui donnent au tissu hépatique un aspect granité particulier.

Dans quelques acini, on voit pénétrer des tractus fibreux qui, partis des prolongements de la capsule de Glisson, les partagent en divisions secondaires très irrégulières ; çà et là, dans l'épaisseur même de ces lobules altérés on aperçoit des amas arrondis ou irrégulieedsr petits éléments, en tout semblables à ceux du tissu conjonctif extra-lobulaire. Ces amas sont tantôt placés à la circonférence ou sur le bord même de l'acinus, et se relient évidemment à un tractus fibreux interlobulaire ; dans d'autres endroits, mais plus rarement, ils sont entourés, partout de tissu parenchymateux et paraissent même placés au centre d'un lobule.

Dans toutes les préparations, sans exception, et même dans les lobules les plus irréguliers, les cellules hépatiques ont un aspect tout à fait normal.

A ce faible grossissement, on peut encore se rendre compte de la disposition des vaisseaux. Les branches de la veine porte et des artères hépatiques ne sont pas notablement altérées. Les canalicules biliaires sont faciles à reconnaître, au milieu du tissu conjonctif extra-lobulaire ; ils ne présentent pas d'altération.

Les capillaires des lobules ont en général un calibre à peu près normal ; dans certains endroits, ils offrent, soit dans toute l'étendue d'un lobule, soit dans un point circonscrit de ce dernier, un élargissement considérable et irrégulier.

En certains points, le réseau capillaire dilaté comprime d'une manière évidente les trabécules cellulaires et le lobule entier offre un aspect arborescent, disposition nouvelle en rapport avec les modifications de la circulation intra-lobulaire.

Après cette première vue d'ensemble, un grossissement plus fort permet d'étudier les caractères du tissu conjonctif, des amas cellulaires et des cellules hépatiques. Les tractus ont partout les caractères du tissu conjonctif fibrillaire ; mais entre les fibrilles et *surtout le long des vaisseaux*, on aperçoit un grand nombre de petites cellules ayant à peine les dimensions des globules blancs. Dans ce tissu conjonctif épaissi, bien que le foie n'ait pas été injecté, on voit un grand nombre de petits vaisseaux qui lui appartiennent en propre.

Les amas de cellules que nous avons décrits sont constitués par les mêmes éléments accumulés en grand nombre au point de ressembler en quelques endroits à de petits abcès.

Sur toutes les préparations, outre l'épaississement du tissu conjonctif extra-lobulaire, on constate une hyperplasie plus ou moins marquée du tissu conjonctif des acini. Non-seulement des tractus plus ou moins épais, partant des prolongements que nous venons de décrire, coupent les lobules en segments secondaires ; mais le tissu conjonctif, si mince et si rudimentaire à l'état normal, qui accompagne les trabécules cellulaires et les vaisseaux est lui-même plus ou moins épaissi dans toute l'étendue du lobule, et cette disposition explique l'aspect particulier que révélait déjà un faible grosssissement. Sur les préparations faites par la méthode ordinaire, on voit entre les cellules hépatiques et les capillaires distendus par des globules rouges (non complètement détruits) des chapelets de petits éléments analogues à ceux déjà décrits. Mais ces particularités ne deviennent bien appréciables que sur les coupes traitées par le pinceau et débarrassées ainsi autant que possible des cellules libres et de quelques cellules hépatiques. On voit alors un épaississement extrêmement remarquable du squelette conjonctif du lobule. Ce dernier forme une sorte de tissu réticulé, dont les mailles répondent aux capillaires et dont les parois conjonctives, riches en noyaux disséminés ou groupés, supportent les cellules hépatiques.

Cette disposition, qui est la plus générale, se modifie dans les points où les lobules se confondent, se perdent pour ainsi dire avec les tractus interstitiels épaissis. Là, le tissu cellulaire a acquis un développement extrême. Il forme des bandes entre-croisées en divers sens et infiltrées d'éléments cellulaires plus ou moins nombreux. Pénétrant dans l'intérieur des lobules, il semble avoir effacé les capillaires parenchymateux et dissocié les cellules hépatiques. On voit alors des îlots formés d'une, deux, trois ou quatre cellules hépatiques, rarement plus, disséminés çà et là au milieu de ce tissu conjonctif et témoignant de la transformation scléreuse, soit d'une portion de lobule, soit d'un lobule tout entier. Dans quelques préparations, les lobules ainsi transformés représentent presque un tiers de la surface de coupe ; mais l'épaississement du tissu intra-lobulaire est presque général.

Chose importante à noter, malgré cette hyperplasie du tissu interstitiel, extra et intra-lobulaire, l'examen à un peu plus fort grossissement a confirmé l'état parfaitement normal des cellules hépatiques. Sauf les modifications de forme, conséquences obligées de la compression, aucune ne présentait d'infiltration graisseuse ou de dégénérescence pigmentaire.

OBSERVATION XV.—

(M. Hayem. Archives de Physiologie, 1874, t. I, p. 133.)

L. L..., âgé de 43 ans, domestique, entre le 15 janvier 1873, à l'hôpital Lariboisière, dans le service de M. Jaccoud.

Sa santé antérieure a été bonne, il n'a jamais eu de fièvre intermittente, ni d'accidents syphilitiques ou vénériens. Pendant la guerre, il a fait quelques excès de boissons.

La maladie actuelle remonte à deux ans ; elle a débuté sourdement et évolué lentement, de sorte que sa santé n'est gravement compromise que depuis sept ou huit mois. Il a de l'anorexie depuis un mois et, de temps à autre, il vomit ses aliments, la viande surtout. Depuis plusieurs mois il est atteint d'ictère peu prononcé. Il accuse en outre des troubles de la vue et depuis quelque temps des étourdissements.

A son entrée à l'hôpital on note les signes suivants : teinte ictérique peu intense, très léger œdème des jambes, pas d'ascite ; réseau veineux sous-cutané abdominal peu développé. Le foie est considérablement hypertrophié : il forme une voussure au-dessous des fausses côtes et descend jusqu'au voisinage de l'ombilic, sa surface est lisse, son bord dur et tranchant, on ne trouve ni fluctuation, ni frémissement hydatique. — La rate est un peu grosse. — Le malade a eu depuis sa maladie quelques hémoptysies peu abondantes (?). Il n'a eu ni épistaxis, ni hématómèse, ni melœna. L'appétit est capricieux, en général très faible, les selles sont normales ; mais les urines contiennent un peu de matière colorante biliaire.

Dans la poitrine, on trouve les signes d'un léger emphysème pulmonaire. Le cœur n'est pas hypertrophié, mais l'existence d'un bruit de souffle persistant à la pointe, fait admettre une insuffisance mitrale. On prescrit, iodure de potassium, 2 grammes par jour. Du 24 au 30 janvier, le malade est pris de fièvre, et il offre des signes d'endo-péricardite. On interrompt la médication iodurée et on donne 1 gramme de sulfate de quinine.

L'état cardiaque s'améliore et le malade, revenu à son état antérieur à partir du mois de février. quitte l'hopital le 15 avril, à peu près dans la même situation qu'à son entrée.

Il revient dans le même service le 2 juillet. Il est maigre, faible ; il a de la fièvre, et l'état du foie est resté à peu près le même. Cet état fébrile cesse au bout de quelques jours et on prescrit de nouveau l'iodure de potassium à la dose de 2 grammes par jour.

Appelé à remplacer M. Jaccoud, je vois le malade pour la première fois dans les premiers jours d'août. C'est un homme d'une bonne constitution, très amaigri ; pas d'œdème, ni d'ascite.

La peau est terreuse, subictérique ; cependant les urines ne contiennent plus de matière colorante de la bile.

L'hypochondre droit est considérablement développé ; le foie, énorme, est facile à explorer. La surface est lisse, sensiblement tuméfiée au niveau de l'épigastre, mais elle n'offre ni masses délimitables, ni tuméfaction fluctuante. Le bord inférieur dur et tranchant, que l'on peut suivre facilement, descend jusqu'à l'ombilic,

La rate paraît être également hypertrophiée ; toutefois, sa matité se confond complètement avec celle du foie.

Les veines sous-cutanées abdominales sont un peu développées, mais moins que dans la cirrhose ; du côté de la poitrine, les signes sont presque négatifs. On entend un léger bruit de souffle au premier temps du cœur ; ce souffle est doux, son maximum est à la pointe.

Outre la faiblesse générale, les principaux troubles fonctionnels portent sur l'appareil digestif. L'appétit est presque nul, il y a surtout de la répugnance pour la viande ; mais pas de vomissements, ni de diarrhée.

Dans le courant du mois d'août, on supprime l'iodure de potassium dont l'effet est nul, pour donner 0,002 d'acide arsénieux.

Cependant l'état cachectique fait des progrès. Dans les premiers jours de septembre, le malade se plaint d'uriner beaucoup plus que d'ordinaire. Les urines de vingt-quatre heures s'élèvent à 4 ou 5 litres ; elles ne contiennent ni sucre, ni albumine.

Le 12 septembre, il survient une diarrhée sans coliques qui résiste au diascordium, au bismuth et à l'opium,

Le 17. A sept heures du soir, le malade est pris de tous les symptômes du choléra et il meurt en quelques heures, soit le 18 à dix heures du matin.

Autopsie pratiquée le 19 *septembre. — Cavité abdominale.* Elle ne contient pas de liquide. Le foie a subi une hypertrophie générale, et il offre, à cause du ligament suspenseur, une exagération de la disposition bilobée normale. Son poids est, à quelques grammes près, de 4 kilogrammes. Il a contracté avec les organes voisins des adhérences cellulo-vasculaires, notamment avec la rate sur une surface de 6 centimètres carrés environ.

La surface lisse de l'organe hypertrophié a une couleur très diversement nuancée. Sur un fond pâle, d'un gris sale, se dessinent des taches rouges irrégulières et un semis de taches blanchâtres et verdâtres. Le tissu hépatique est d'une consistance qui rappelle celle du fibrome. Il crie sous le scalpel et se coupe difficilement. Sur les diverses sections il s'écoule une grande quantité de sang et de bile. Après le lavage les surfaces de coupe offrent les mêmes colorations que la surface de l'organe.

La structure acineuse du foie a disparu presque partout; elle est remplacée par un tissu d'un blanc semi-transparent qui infiltre irrégulièrement tout le tissu hépatique. Cependant, en beaucoup de points, la structure acineuse plus ou moins modifiée est encore appréciable. Les acini, confondus par leurs bords, forment des îlots tantôt blanchâtres et à peine distincts du tissu scléreux voisin, tantôt marbrés de points ou lignes rouges qui répondent à des vaisseaux dilatés. Ailleurs, on remarque la coupe de quelques canaux biliaires dilatés et, dans leur voisinage, des taches verdâtres au niveau desquelles le tissu paraît être infiltré de pigment biliaire. Toutes ces nuances affectent une distribution irrégulière qui échappe à toute description.

En aucun point de l'organe, il n'y a d'atrophie granuleuse; cependant, à la face inférieure, on trouve quelques points blanchâtres, saillants, dus à des acini malades. Les divisions du canal hépatique ne sont pas très sensiblement élargies. Au niveau du hile du foie, existe une masse ganglionnaire énorme qui s'étend jusqu'à la tête du pancréas en enserrant les canaux cystique et cholédoque. Elle se compose de ganglions indurés, d'un blanc jaunâtre, mais n'offrant ni masses caséeuses, ni abcès. C'est de l'hypertrophie simple. La vésicule biliaire est très distendue, sa muqueuse est saine; la bile est claire, non muqueuse, assez abondante. Le canal cholédoque, bien que comprimé par les ganglions hypertrophiés qui l'entourent, est perméable, parfaitement sain; son calibre paraît normal. La rate est très grosse; sa longueur est de 0^m,20; sa largeur de 0^m,14, son poids de 500 grammes. Outre les adhérences ci-dessus mentionnées, elle présente des plaques dites cartilagineuses, formées par un épaissis-

sement très prononcé de la capsule. Son tissu est induré, résistant,
au point qu'il a la consistance du foie normal. Sur les coupes pratiquées, on voit une hypertrophie du squelette fibreux et un grand
nombre de dilatations vasculaires. Au niveau du hile, on trouve
quelques ganglions hypertrophiés.

L'estomac, très distendu, est rempli d'un liquide verdâtre. Sa
muqueuse est pâle, couverte d'un mucus abondant; vers le milieu de
la grande courbure, petites saillies blanchâtres. Mucus abondant et
jaunâtre dans la première portion du duodénum.

Le *pancréas* est sain.

L'intestin est rouge, violacé ; il est rempli d'un liquide muqueux
blanchâtre, abondant. Dans les deux derniers mètres de l'intestin
grêle, la congestion est plus intense qu'ailleurs, la muqueuse rouge,
gonflée, et soulevée par des grains psorentériques, blanchâtres ou
jaunâtres, non ombiliqués et très confluents. La muqueuse du gros
intestin est moins rouge, un peu plus ardoisée, sans psorentérie.

Les reins sont d'un volume normal; ils ont une coloration pâle,
anémlque, une consistance ferme et un aspect particulier, caractéristique de la dégénérescence amyloïde, au premier degré. — Congestion et mucus dans les calices et bassinets.

Cavité thoracique. — Emphysème général des deux poumons à un
degré peu marqué. Congestion hypostatique aux deux bases.

Des caillots très abondants, blanchâtres et gélatiniformes remplissent le ventricule droit et les deux oreillettes. Le volume du cœur est
normal, le péricarde sain, sauf une petite plaque laiteuse à la face
postérieure du cœur (feuillet viscéral). Il n'y a pas de lésion valvu-
aire appréciable, pas d'épaississement des valvules, ni d'altération de
l'endocarde cardiaque ou aortique.

Encéphale. — Il est pâle, on y remarque une stase veineuse énorme
et un peu d'œdème des membranes ; mais pas de lésion appréciable
de la substance nerveuse.

Examen microscopique du foie. — En faisant un grand nombre de
coupes fines colorées par le carmin ou le picro-carmin on obtient des
préparations qui ne se ressemblent pas toutes complètement, mais
que l'on peut ranger en deux séries. Dans la première, les caractères
histologiques sont presque semblables à ceux du foie de l'observation précédente ; un seul détail diffère. En effet, on ne trouve pas ici
de petits amas arrondis infiltrés dans le tissu conjonctif, les petits
éléments sont irrégulièrement disséminés sous forme de traînées,
particulièrement le long des divisions de la veine porte.

Sur les coupes de la seconde série, l'examen à l'œil nu fait voir
dejà que la substance parenchymateuse est interrompue pur des
taches transparentes plus colorées qu'elles. Ces taches irrégulières,
anguleuses, de formes et de dimensions très variées, mesurant au

maximum 2 millimètres carrés, répondent à des plaques de tissu conjonctif hypertrophié. Ce sont des épaississements, des prolongements de la capsule de Glisson, qui, au lieu d'être distribués d'une façon systématique et assez régulière, autour des lobules comme dans la cirrhose granulée, sont très irréguliers, en plaques et non en cercle autour des acini. Ces épaississements énormes, au niveau des branches de la veine-porte et de l'artère hépatique, envoient des prolongements multiples qui sillonnent irrégulièrement l'organe et se continuent en certains points avec un épaississement analogue de la trame conjonctive intra-lobulaire.

Il en résulte que l'apparence lobulaire normale du foie est profondément modifiée, mais cependant plus facile à reconnaître, surtout en certains points, que dans le foie de l'observation précédente. Les capillaires des lobules offrent également dans ce cas des dilatations nombreuses, mais seulement dans des points circonscrits, et les veines centrales sont encore reconnaissables dans beaucoup de lobules.

A l'état frais, le tissu conjonctif étudié par dilacération avait une structure fibrillaire.

Sur les coupes du tissu durci, les larges épaississements interlobulaires ont la structure du tissu conjonctif ordinaire un peu dense et très riche en éléments cellulaires, tel qu'on le voit par exemple dens certains fibromes. Entre les trousseaux fibreux coupés dans des directions très diverses, se voient des cellules à noyau fortement coloré par le carmin, et comme ces éléments se présentent tantôt de face, tantôt de profil, ces noyaux sont arrondis, ovoïdes ou très allongés. Dans les points où l'on a dilacéré la coupe, on voit entre les fibrilles de petites cellules fusiformes ou irrégulièrement anguleuses, à prolongements multiples. Il y a là évidemment un tissu conjonctif fort analogue au tissu conjonctif ordinaire et qui est composé de rousseaux fibreux et de cellules analogues, sauf les dimensions plus exiguës, aux cellules plates du tissu conjonctif.

Dans les endroits où l'on voit des traînées ou des amas irréguliers de petites cellules, ces éléments paraissent provenir de la multiplication des éléments préexistants. Il est difficile, cependant, de nier çà et là la présence de quelques globules blancs.

Dans les points où le tissu intra-lobulaire est malade, il se présente sous l'apparence d'un tissu lamelliforme finement strié et parsemé de petites cellules disséminées ou plus rarement groupées par petits amas. Les cellules hépatiques sont remarquablement conservées, sauf dans les points où les lobules sont comme dissociés en groupes secondaires par la sclérose intra-lobulaire. Il y a là quelques cellules atrophiées, mais sans infiltration pigmentaire, ni graisseuse.

Les canaux biliaires sont tout à fait sains ; quelques-uns ont à leur centre une, deux ou trois concrétions verdâtres, et on trouve de semblables dépôts dans quelques cellules hépatiques, d'ailleurs saines ; ailleurs encore, les cellules hépatiques contiennent de petites particules d'un jaune verdâtre clair. Ces particularités sont dues à une rétention de la matière colorante de la bile avec formation dans les derniers canalicules et dans quelques cellules de calculs microscopiques.

Intestin. — Outre les lésions de la gastro-entérite cholérique, quelques-uns des capillaires de l'intestin sont atteints de dégénérescence amyloïde. Il en est de même des éléments des follicules gonflés et de quelques éléments de la muqueuse et des villosités.

Observation XVI.

(A.-W. Fox. The British Medical Journal, 1878, t. II, p. 913.)

Le 2 janvier 1878, J.-D., âgé de 11 ans, fut admis au Dispensaire de l'Est. Il ne souffrait pas, mais se fit admettre seulement pour la jaunisse dont il était atteint.

A l'âge de 4 ans, il eut une maladie grave qui se termina lorsqu'il eut expulsé un gros ver rond. Son père nota qu'à partir de ce moment son estomac était toujours extraordinairement tendu. Il a eu la scarlatine, la rougeole et la variole. Il y a plus de deux ans qu'il est devenu jaune ; l'ictère se développa graduellement. Dans ses antécécédents, il n'y a ni refroidissement, ni alcoolisme. Il avait un frère et deux sœurs en parfaite santé. Sa mère buvait et a eu trois fausses-couches. Elle ne présente aucun signe de syphilis et affirme ne l'avoir jamais eue. Son père n'a jamais eu la syphilis ; mais depuis son enfance, il souffrait d'une affection de la jambe droite, qui était ulcérée ; il était d'ailleurs bien portant.

L'enfant avait toutes les apparences d'une bonne intelligence, avait un excellent caractère. Les cheveux étaient foncés, ses iris bruns. Les conjonctives et toute la peau étaient d'un jaune foncé ; la peau exceptionnellement poilue. Il était un peu maigre. Les bouts de ses doigts étaient en massue ; il y avait une ecchymose sur sa jambe gauche, et deux taches pétéchiales sur la face antérieure de son thorax,

Les ganglions inguinaux et de l'aisselle gauche étaient un peu tuméfiés, et une petite tumeur du volume d'un pois se trouvait sous la peau de la face externe de l'avant-bras gauche.

Les deux incisifs supérieurs, obliquement implantés, tendaient à se rapprocher par leurs extrémités inférieures ; les gencives avaient tendance à saigner. La langue était nette. Son appétit était bon ; il avait soif. Il avait quatre ou cinq selles par jour, tantôt en diarhée, tantôt consistantes, mais toujours légèrement colorées en jaune. Il a souvent vomi du sang. Son abdomen était d'une façon générale distendu, mais avec une saillie marquée au niveau de sa partie supérieure. La matité hépatique dans la ligne mamelonnaire droite commence au niveau de la sixième côte, au niveau de la huitième dans la ligne axillaire droite. Elle dépasse de trois bons travers de doigt le rebord costal. La surface était lisse et dure ; le bord inférieur légèrement arrondi ; il n'y avait pas de fluctuation à la palpation. Un sillon distinct séparait le foie d'une large tumeur qui occupait le côté gauche de l'abdomen. Cette tumeur descendait de dessous le rebord costal gauche, en bas et en avant. croisant la ligne médiane juste au-dessous de l'ombilic. L'extrémité inférieure était séparée de trois centimètres et demi environ de l'apophyse iliaque antéro-supérieur. Le bord antérieur était mince et entaillé. Le bord gauche légèrement arrondi. La surface lisse. Il y avait matité absolue à la percussion à cet endroit. On ne pouvait pas constater. ni la présence de liquide dans le péritoine, ni la dilatation des veines des parois abdominales. Les systèmes circulatoire et respiratoire étaient normaux ; les urines de couleur ambrée ; on y constate par la méthode de Gmelin la présence d'une petite quantité de pigment biliare ; il n'y avait ni albumine ni sucre. Depuis cette époque, jusqu'au moment de sa mort, qui eut lieu le 7 mai, son état s'empira progressivement. Les veines abdominales s'élargirent et du liquide s'épancha dans sa cavité péritonéale, ensuite ses jambes s'édématièrent. La quantité de l'ascite était très variable, mais jamais suffisante pour embarrasser la respiration.

Vers la fin de sa vie, il se plaignait quelquefois de douleurs abdominales, mais qui n'étaient jamais très fortes. Son ictère persista. Ses urines gardèrent leur aspect primitif, avec un poids spécifique de 1,007 à 1,010, et d'une couleur jaune foncé. Il y avait toujours une petite quantité de pigment biliaire, jamais d'albumine. Une seule fois il y avait quelques cylindres granuleux.

La température moyenne était de 99 4/5 F. Jamais de frissons ni de sueur. Son pouls oscillait entre 80 et 120. On voyait quelquefois des ecchymoses et des pétéchies sur sa peau ; la petite induration sous-cutanée de son avant-bras gauche, a complètement disparu. Il a eu des hématémèses répétées ; dans les derniers deux ou trois jours de sa vie, il a vomi beaucoup de sang. Dans les dernièresneuf semaines on entendait un bruit systolique dans la région précordiale, avec son intensité maximum à l'orifice pulmonaire. Pendant les trois dernières de sa vie, ses deux jambes, surtout la gauche, étaient le siège d'un tremblement étendu. Il mourut dans le coma.

L'autopsie fut faite trente-six heures après la mort, le 8 mai, en ma présence, par le docteur Maunsell. Le corps était amaigri, pas de rigidité cadavérique, La cavité péritonéale contenait près de 6 pintes de liquide. Le foie était très augmenté de volume, mais malheureusement on n'a pas pu le peser. Il était très dur et sa capsule épaissie par places ; toute la surface hépatique était finement granulée. Sur la coupe, il était gorgé de bile, et présentait l'aspect ordinaire de la cirrhose ; il n'y avait pas de réaction amyloïde. La vésicule biliaire contenait de la bile, le conduit biliaire était béant et rempli de bile ; la veine porte normale. Les ganglions du hile étaient très gros et fortement pigmentés. La rate énormément élargie, gorgée de sang et un peu friable. Les reins un peu gros, les capsules s'enlevaient facilement ; la surface de chacun était un peu lobulée, gorgée de bile, et leur structure paraissait normale à l'œil nu. Le péricarde était normal. Le ventricule gauche un peu épaissi, les cavités et valves du cœur étaient normales. Le poumon gauche était normal. Le poumon droit contenait un petit foyer de matière crétacée à son sommet. Les ganglions bronchiques et des médiastins tuméfiés et colorés par la bile.

L'examen microscopique du foie, de la rate, du cœur et des reins a été fait par G. Lawrence. Les fragments ont été d'abord durcis dans de l'alcool et de l'eau, ensuite dans une solution d'acide chromique, Le foie présentait une quantité normale de tissu fibreux, surtout dans les espaces interlobuleux, avec plus ou moins de matière amorphe granuleuse, un petit nombre de cellules seulement contenait de la graisse. La rate était congestionnée en totalité. Les corpuscules de Malpighi étaient un peu augmentés de volume ; les trabécules un peu plus fibreux qu'ordinairement. Le cœur présentait une faible trace de dégénérescence graisseuse ; les fibres musculaires un peu faibles. Il n'y avait pas de graisse dans les intestins. Le rein était congestionné, autrement normal.

OBSERVATION XVII.

(Bulletin de la Société anatomique, juin 1875.)

Sp... (Dominique), âgé de 33 ans, terrassier, est entré à l'hôpital Beaujon le 17 avril 1875.

Antécédents. — Sp... a eu pendant longtemps, dans sa jeunesse, des engorgements ganglionnaires. En 1860, il a eu une fluxion de poitrine. Il n'a jamais habité les pays chauds et n'a jamais eu de dyssenterie ni de fièvres intermittentes ; il n'a jamais eu non plus de chancres ni de blennorrhagies.

Son père, qui faisait souvent des excès alcooliques, est mort d'apoplexie, à l'âge de 71 ans. Sa mère est morte des suites de couches, avec la jaunisse (?). Il a deux frères et une sœur qui ont toujours joui d'une bonne santé.

Avant d'être malade, Sp... exerçait le métier de maçon. Il était très robuste, mais il aimait beaucoup à boire et dépensait en petits verres tout l'argent dont il pouvait disposer. En 1866, il tomba du haut d'un échafaudage élevé, et eut une violente contusion de la région hépatique; on lui fit appliquer des sangsues sur l'hypocondre droit, et, peu de jours après cet accident, il put reprendre ses travaux.

A la fin de 1867, il fit une seconde chute de la hauteur d'un premier étage, à la suite de laquelle on le transporta à l'hôpital, avec une plaie de tête assez sérieuse et une fracture du bras.

Il était à l'hôpital depuis trois jours, lorsqu'il *devint jaune*. A ce moment il n'avait aucune douleur dans la région du foie.

Après deux mois de traitement, il quitta l'hôpitat, guéri de sa fracture et de sa plaie de tête, mais avec un ictère intense, qui depuis sept ans a toujours persisté. En sortant de l'hôpital, il abandonna le métier de maçon, qui lui paraissait trop dangereux, et se fit terrassier. Son ictère ne l'inquiétait pas et ne lui causait aucune souffrance. Vers 1870, il s'aperçut qu'il était plus facilemeut accessible à la fatigue, que ses forces diminuaient, qu'il maigrissait un peu, que son appétit était irrégulier, et qu'il était sujet à des alternatives de constipation. Pas d'épistaxis, pas d'hémorrhoïdes. Quand il se sentait trop fatigué, il entrait pendant quelques jours à l'hôpital, se reposait et reprenait ensuite ses travaux.

En 1871, il eut le scorbut, ou du moins il raconta que, pendant quelques jours, au milieu d'un mouvement fébrile assez intense, sa peau se couvrit de taches de purpura, et que ses gencives devinrent douloureusement molles et saignantes.

Son ventre a commencé à grossir en 1871, et a pris peu à peu un développement considérable.

Pendant son séjour dans les hôpitaux, le malade a été soumis à divers traitements (calomels, alcalins, purgatifs répétés, iodure de potassium, etc.), dont il n'a retiré aucun avantage.

A la fin de 1874, il était entré à l'Hôtel-Dieu, et le 9 décembre il fit le sujet d'une leçon clinique de M. le professeur Béhier. A cette époque, le ventre était très volumineux; le foie dépassait de douze travers de doigt le bord inférieur des côtes; la rate était extrèmement tuméfiée, l'ictère très foncé; les selles étaient colorées par la bile; il n'y avait pas d'ascite. Le sang, examiné par M. Malassez, présentait une diminution notable du nombre des globules rouges, sans augmentation du nombre des leucocytes.

M. le professeur Béhier porta le diagnostic d'*hépatite interstitielle hypertrophique*.

Le malade quitta l'Hôtel-Dieu en janvier 1875. Depuis ce moment sa maladie a fait des progrès rapides. L'amaigrissement et la faiblesse ont beaucoup augmenté; il s'est produit des hémorrhagies par les gencives, de l'œdème des membres inférieurs, et enfin une kérato-conjonctivite double. Effrayé surtout par ce dernier accident, Sp... entra à l'hôpital Beaujon le 17 avril 1875 (salle Beaujon, n° 11, service de M. Matice, suppléé par M. Martineau).

État actuel, le 25 avril. — Le malade est très amaigri; tout le tégument externe, la muqueuse de la face inférieure de la langue, les conjonctives présentent une teinte ictérique extrêmement foncée. Les yeux sont le siège de kérato-conjonctivites assez intenses; les cornées sont dépolies, opaques, vasculaires; les conjonctives sont rouges tuméfiées, et fournissent une sécrétion purulente, épaisse et peu abondante.

L'iris est contractile, et son contour est régulier.

La région parotidienne du côté gauche est légèrement tuméfiée; la peau qui la recouvre est saine, et, par la palpation, on sent au-dessous d'elle une masse lobulée et élastique qui paraît formée par un engorgement des ganglions parotidiens. Cette tuméfaction est, du reste, peu marquée, et son existence passerait sans doute inaperçue, si elle était bilatérale et si l'on ne pouvait la mettre en évidence en comparant le côté malade au côté sain.

La peau est sèche, rugueuse; elle est le siège d'une desquamation épithéliale écailleuse, il n'y a pas actuellement de prurit cutané; mais le malade raconte que pendant les deux premières années qui ont suivi l'apparition de l'ictère, il avait des démangeaisons très incommodes, et qu'il se grattait comme s'il avait la gale.

Sur la peau des deux membres inférieurs, on constate de nombreuses petites saillies rouges, dures, non douloureuses à la pression, et ne provoquant pas de bruit (acné induré).

Les membres inférieurs sont légèrement œdémateux. L'œdème a débuté il y a trois mois; il est inconstant, augmente considérablement quand le malade reste debout une partie de la journée, et se dissipe presque tout à fait après quelques heures de repos, dans le décubitus horizontal.

Le ventre est volumineux, arrondi; sa circonférence, à l'ombilic, mesure 97 centimètres.

Les veines superficielles de l'abdomen sont très dilatées. A la percussion, on trouve de la sonorité dans toute la moitié antérieure du ventre. La matité n'existe que dans les flancs, où elle forme une ligne de niveau qui se déplace quand on fait changer la position du malade. En combinant méthodiquement la palpation et la percussion, on obtient une sensation de flot assez peu distincte (ascite très modérée).

Le foie déborde les fausses côtes de quatre largeurs de doigt; il est lisse, dur ; son bord inférieur est mince, tranchant et régulier. Les diamètres du foie, déterminés par la percussion, mesurent :

Le diamètre sterno-pubien, 10 centimètres
— cléido-iliaque, 13 —
— axillo-iliaque , 10 —

La rate est extrêmement volumineuse ; on sent, par la palpation, son bord antérieur mousse, arrondi et très dur. Son diamètre vertical, limité par la percussion, mesure 13 centimètres. La palpation et la percussion du foie et de la rate ne déterminent aucune douleur. En revanche, le malade éprouve spontanément dans les hypochondres des sensations douloureuses fugaces qu'il compare à des coups de lance, et qui se produisent de temps en temps.

La langue est rose, humide. L'appétit est assez bien conservé ; le malade mange avec plaisir un degré ; mais, aussitôt après le repas, l'estomac lui semble plein et pesant. Pas de rapport gazeux, jamais de vomissements ; les selles sont régulières, colorées ; il y a quelquefois de la diarrhée, jamais il n'y a eu de sang dans les matières.

Autour de la couronne des dents, les gencives sont fongueuses et saignantes. Ces fongosités donnent lieu à des hémorrhagies qui surviennent tantôt sans cause apparente, tantôt à l'occasion d'une irritation traumatique (par exemple, quand le malade mange ou se lave les dents). Dans ces derniers temps, le malade a eu plusieurs hémorrhagies de ce genre, dans lesquelles il perdait, en un jour, la valeur d'un plein crachoir de sang. Le pouls est large, régulier, 70. La pointe du cœur bat dans le sixième espace intercostal, juste au-dessous du mamelon. Les bruits sont réguliers et leur timbre est normal. Au niveau du bord droit du sternum, vers la deuxième articulation synchondro-sternale, on perçoit un bruit de souffle systolique assez fort, qui se prolonge dans les carotides, et qui diminue d'intensité à mesure qu'on s'éloigne du point indiqué.

Le malade se plaint de tousser un peu depuis deux mois ; la sonorité des poumons est normale, et la respiration est très pure, excepté en arrière et à la base des deux poumons, et l'on entend quelques râles sous-crépitants.

La miction est normale. Les urines sont d'un vert très foncé. Traitées par la teinture d'iode ou l'acide nitrique, elles donnent les séries de coloration caractéristiques de la présence des matières colorantes biliaires. Les forces du malade ont beaucoup diminué. Il se lève cependant une partie de la journée, et marcherait encore assez loin si ses jambes n'enflaient pas. Il n'a jamais de maux de tête ; son intelligence et sa mémoire sont bien conservées. Son sommeil est souvent troublé par des cauchemars. T. 36,5.

L'examen microscopique du sang a montré qu'il n'y avait pas d'augmentation relative notable dans la proportion des globules blancs.

Le 9 mai. Le malade est beaucoup plus souffrant. Il a, depuis plusieurs jours, de la diarrhée; ses forces ont notablement diminué, il reste constamment au lit; appétit nul, soif vive; l'œdème des membres inférieurs est permanent. Le ventre a encore grossi (circonférence à l'ombilic, 1 mètre), il est dur, tendu, difficile a explorer. Les veines superficielles de l'abdomen sont très dilatées, il y a un peu d'œdème de la paroi abdominale. La kérato-conjonctive a fait des progrès, et l'on constate, sur les deux cornées, l'existence de plusieurs ulcérations superficielles. Il ne se produit pas d'hémorrhagie abondante par les gencives, mais il y a une petite exsudation sanguine perpétuelle qui teint les crachats en rouge. Sur la joue et la région temporale du côté droit, il s'est développé trois petits furoncles très douloureux. T. 36,8.

Le 11. On apprend que le malade n'a pu uriner depuis 24 heures. On pratique le cathétérisme qui donne issue à une grande quantité d'urine fortement colorée par la bile. La cause de cette rétention d'urine est inconnue; il n'y a pas de rétrécissement de l'urèthre : les jours suivants, le malade a pu uriner seul et sans difficulté.

Le 16. Un des furoncles de la face s'est ouvert spontanément, et pendant toute la journée, il a donné lieu à un suintement de sang assez abondant, que l'on a eu de la peine à arrêter avec des compresses d'amadou, maintenues par un bandage compressif. Il n'y a plus de diarrhée; le ventre est très tendu; sa circonférence, à l'ombilic, mesure 108 cent. Les veines superficielles de la paroi abdominale sont très dilatées. Il n'y a de sonorité à la percussion qu'au niveau de la région épigastrique. Le flot ascitique est très remarquable.

Le 18. Les furoncles de la face sont guéris. Les gencives sont toujours fongueuses et saignent facilement; le ventre est tellement distendu qu'il gêne à la respiration. On pratique une ponction qui donne issue à 5 litres de liquide séreux foncé, qui ne s'est pas pris en gelée par le repos. Traité par la chaleur, ce liquide fournit un abondant précipité d'albumine. En y ajoutant de la teinture d'iode, on n'obtient pas les belles teintes vertes qui décèlent la présence des matières colorantes biliaires. L'acide nitrique ordinaire y produit un précipité d'albumine et une coloration vert tendre.

Après la ponction, la palpation de l'abdomen démontre que le foie a notablement diminué de volume. Les diamètres verticaux limités par la percussion, mesurent :

Le diamètre sterno-pubien. . . . . 9 centimètres.
    —   cléido-iliaque. 8   —
    —   axilo-iliaque. 13   —

Le 20. Le malade ne mange plus du tout; ses traits sont altérés.

Le liquide péritonéal se reproduit très rapidement. Les matières fécales, très liquides, ont une teinte verdâtre foncée. L'ictère persiste toujours avec la même intensité. Les conjonctives sont rouges, tomenteuses, et les deux cornées sont dépolies et ulcérées dans toute leur étendue.

Le 22. On pratique une seconde ponction abdominale, par laquelle on retire 5 litres de liquide, tout à fait semblable à celui de la première ponction. L'état général est très grave. Diarrhée incoercible, soif vive, adynamie profonde, saignement continuel des gencives.

Le 23. Le ventre est très tendu et l'on est obligé de pratiquer une nouvelle ponction. Aussitôt après l'opération, le foie, limité par la percussion, donne les mesures suivantes :

Diamètre sterno-pubien. . . . . 8 centimètres.
     —   cléido-iliaque. 6   —
     —   axilo-iliaque. 12   —

Mort le 29 mai à 11 heures du soir.

Autopsie, le 31 mai 1875. A la partie supérieure des cuisses, on remarque de nombreuses vergetures dont le fond est occupé par des taches violacées ecchymotiques. A la base de chacun des boutons d'acné qui sont disséminés sur les membres inférieurs, se trouve également une petite ecchymose violacée.

A l'ouverture du ventre, il s'écoule environ 3 litres de sérosité ascitique. Le péritoine ne présente pas la moindre trace d'inflammation. Il est lisse, poli, le mésentère est œdémateux et offre une teinte lavée. Les ganglions mésentériques ont une coloration brune et sont plus gras qu'à l'état normal : quelques-uns atteignent le volume d'un œuf de poule.

Le foie est hypertrophié ; il pèse 2,200 grammes; sur sa face convexe, on voit une mince lamelle pseudo-membraneuse. La surface du foie est légèrement granuleuse. Sa coloration est d'un vert bronzé assez foncé. Sa consistance est augmentée, il est difficile d'enfoncer le doigt dans son tissu.

Sur la coupe, on distingue un réseau de travées conjonctives grisâtres, dans les mailles duquel sont contenus les lobules hépatiques. Ceux-ci sont petits : ils ne mesurent pas plus d'un millimètre de diamètre, et font sur la coupe une légère saillie. Les canaux biliaires extra-hépatiques paraissent sains : ils ne sont pas dilatés. Les canaux biliaires extra-hépatiques sont parfaitement perméables. La vésicule biliaire très dilatée (13 cent. de longueur sur 6 de largeur), contient un mucus blanc, filant, onctueux, elle ne renferme pas de calculs; la muqueuse est jaunâtre, un peu épaissie. Dans le hile du foie on trouve un grand nombre de ganglions lymphatiques augmentés de volume.

La veine porte et ses principales divisions sont libres, et paraissent tout à fait saines.

La rate est extrêmement volumineuse ; elle pèse 1,300 grammes. Son tissu est ferme, sa pulpe présente les mêmes caractères qu'à l'état normal.

L'estomac est sain. L'intestin grêle a une teinte brunâtre ; les plaques de Peyer sont très légèrement tuméfiées. Le gros intestin paraît tout à fait sain. Le pancréas est normal.

Les reins se décortiquent facilement. Le rein gauche pèse 200 gr., le droit 210 gr., à la coupe ils paraissent anémiques.

Les poumons sont tout à fait sains. Le cœur est mou. Sur la face postérieure du ventricule gauche, on remarque au-dessous du feuillet viscéral du péricarde un petit pointillé ecchymotique. Le myocarde est friable, de couleur feuille morte. Auprès du bord libre des valvules sygmoïdes de l'aorte, on remarque de petits pertuis (état fenêtré) découpés au milieu du tissu normal des valvules. Les appareils valvulaires auriculo-ventriculaires et pulmonaires sont tout à fait sains.

L'encéphale ne présente aucune lésion appréciable.

La peau de la région parotidienne gauche est saine. Les ganglions lymphatiques intraparotidiens sont un peu plus volumineux qu'à l'état normal ; plusieurs d'entre eux sont gros comme des fèves.

L'examen histologique du foie a donné les résultats suivants : sur des coupes pratiquées après durcissement, colorées au picrocarminate d'ammoniaque, et montées dans la glycérine, on voit à un faible grossissement (oc. 1, obj. 1, Nachet), les lobules hépatiques colorés en rose. Certains lobules sont tellement diminués de volume qu'ils ne mesurent pas plus de un quart de millimètre de diamètre. Au contraire, les bandes conjonctives qui occupent les espaces interlobulaires sont à peu près également épaissies. Pour étudier les détails de ces lésions, il faut employer un grossissement fort (obj. 3 ou 5, oc. 1, Nachet) : on voit alors que les cellules hépatiques serrées les unes contre les autres, sont petites et fortement granuleuses. Nulle part on n'y trouve des gouttelettes graisseuses. L'ouverture de la veine sous-hépatique n'est plus distincte au centre des lobules.

Au milieu des cellules hépatiques, on trouve dans chaque lobule de 4 à 20 corpuscules fortement colorés en vert foncé ou en brun, de forme irrégulière, et qui paraissent être de petits amas de pigment biliaire ; ils mesurent de 5 à 30 millièmes de millimètre de diamètre. Les espaces interlobulaires sont remplis par du tissu conjonctif fibrillaire dense, dans lequel sont infiltrées de loin en loin, de petites cellules embryonnaires relativement peu nombreuses. Il était intéressant de rechercher dans quel état se trouvaient les canaux biliaires. Pour cela, un certain nombre de coupes fines ont été facilement colorées au carmin et montées dans la glycérine acidifiée (acide acétique 1, glycérine 2); on constate alors que les canaux biliaires intra-lobulaires sont très peu nombreux dans les bandes de sclérose, et qu'il sont à peine augmentés de volume ; en outre, tous ceux que le rasoir a coupés en travers ont leur cavité entièrement remplie par des cellules rondes et entassées les unes contre les autres, et ceux sur lesquels la coupe a porté longitudinalement paraissent transformés en cylindres pleins, par l'accumulation de ces mêmes éléments arrondïs, dans lesquels on ne reconnaît plus les caractères de l'épithélium normal des canaux biliaires. On a pu s'assurer, en colorant quelques coupes avec le violet de méthylaniline, qu'il n'existait pas du tout de dégénérescence amyloïde.

OBSERVATION XIX.

(Personnelle.)

Cioccari (Ernest), âgé de 20 ans, peintre en bâtiments, entré le 16 avril 1885 à l'hôpital Tenon, dans le service de M. le docteur Hanot, lit n° 10.

Antécédents héréditaires. — Son père est mort à 44 ans; il ne peut nous donner aucun renseignement sur la nature de l'affection qui aurait occasionné la mort. Quant à sa mère, elle a 36 ans et jouit d'une excellente santé.

Antécédents personnels. — Il est l'aîné de huit enfants qui se portent tous très bien.

A l'âge de 4 ans, il aurait eu la fièvre typhoïde. Né à Paris, il n'a pas quitté cette ville. Jamais de fièvre intermittente.

Il déclare qu'il est d'une sobriété excessive; du reste, en l'interrogeant et en l'examinant avec soin à ce point de vue, il est impossible de trouver le plus petit signe d'alcoolisme. Pas de syphilis.

Il exerce la profession de peintre en bâtiment, mais jamais il n'a éprouvé d'accident dû à l'intoxication saturnine.

Ce malade est âgé de 20 ans, de petite stature, le thorax est peu développé ; il est presque imberbe ; c'est à peine si l'on trouve quelques poils sur la poitrine et les membres inférieurs ; le développement des organes génitaux est en rapport avec celui des autres parties du corps.

Début. — Il jouissait d'une excellente santé, quand il y a 5 mois il remarqua qu'il se fatiguait très vite ; il avait moins d'entrain pour le travail. Les bras, les jambes étaient lourds. Peu de temps après, il vit apparaître une teinte jaunâtre des sclérotiques, et celle-ci ne tarda pas à se généraliser à tout le corps.

En même temps, il s'aperçut qu'il éprouvait une certaine difficulté à pouvoir boutonner ses pantalons et la partie inférieure de son gilet, il constata alors que le ventre était gros et dur.

Néanmoins l'appétit était excellent, et jamais il n'a éprouvé le moindre trouble digestif. Pas de nausées, jamais de vomissements ni d'éructations. Il mange très volontiers la viande et les matières grasses.

Voyant que la teinte ictérique des téguments ne disparaissait pas, et, ne pouvant plus travailler, il se décida à entrer à l'hôpital.

État actuel. — On constate que les membres inférieurs, qui sont grêles et amaigris, ne présentent pas la moindre trace d'œdème, et jamais le malade n'a remarqué que les malléoles aient été tuméfiées.

L'abdomen est globuleux, surtout dans sa partie supérieure. La partie inférieure serait moins météorisée qu'au début de la maladie.

On trouve dans les flancs, et au niveau de la région épigastrique, une masse qu'il s'agit de délimiter.

Dans le flanc droit existe une tumeur dure, lisse, non douloureuse, dont on voit très bien la limite inférieure, et on reconnaît facilement que l'on a sous la main le bord inférieur du foie, qui est moins tranchant qu'à l'état normal, mais régulier. Cette masse, qui descend jusqu'à 2 travers de doigt au-dessus de l'ombilic, mesure dans son diamètre vertical, au niveau de la ligne mamelonnaire, 11 cent. environ, à partir du rebord des fausses-côtes, et remonte sous celles-ci, sur une étendue de 5 cent. environ, ce qui fait 16 cent.

L'hypertrophie porte également sur le lobe gauche, qui descend au-dessous de l'appendice xiphoïde, sur une étendue de 11 cent. environ.

Ce lobe paraît presque fusionné avec une autre tumeur qui occupe le flanc gauche. Néanmoins un sillon, qu'il est très facile de sentir à travers la paroi abdominale qui est très dépressible, sépare le foie de la rate. Celle-ci présente aussi une hypertrophie considérable et très facile à délimiter. Son diamètre vertical mesure 10 cent, et le transversal 16 cent. environ.

Les veines sous-cutanées abdominales ne présentent pas la plus petite dilatation, et il n'y a pas trace d'ascite dans la cavité péritonéale.

Les muscles du thorax sont très atrophiés.

Le nez est effilé, les yeux sont cernés, ce qui fait ressortir encore d'avantage le léger degré d'exophthalmie qu'il aurait depuis sa naissance.

Les sclérotiques sont verdâtres ; il en est de même des téguments, qui sont le siège d'une vive démangeaison.

Pas de purpura.

La langue est humide, un peu jaunâtre, et, comme nous l'avons déjà dit, le malade ne présente aucun trouble dyspeptique.

Les matières fécales sont colorées en brun.

Les urines ont une coloration acajou, ne renferment ni sucre ni albumine, en y ajoutant lentement de l'acide nitrique, mais on voit apparaître, au point de contact des deux liquides, une série d'anneaux offrant successivement les colorations verte, bleue, violette, rouge et jaune, réaction qui indique l'existence dans l'urine de la matière colorante biliaire.

L'auscultation du cœur permet de constater que le 1er bruit est très sourd à la pointe, mais surtout à la base. Rien dans les poumons. La voix est faible. Pas de fièvre, 37°,8, 37°,3. Le pouls est régulier, faible, 80 pulsations.

Diagnostic : Cirrhose hypertrophique biliaire.

. Traitement : Iodure de potassium, 25 cent.

Le 18. On applique un cautère au niveau du flanc droit. Même état. Les selles et les urines ont toujours la même coloration. Le malade mange les 4 degrés.

Le 23. Dosage de l'urée, 11 gr.

Le 5 mai. Les matières fécales sont un peu moins colorées. Depuis deux jours, le malade présente chaque soir une légère élévation de la température ; le 3e, le thermomètre était monté à 38°,9, et, hier soir, la température s'élevait jusqu'à 39°,2 ; ce matin, 37°,9. 12 gr. d'urée. Il paraît avoir un peu maigri depuis son entrée. L'ictère, qui avait diminué un peu, a augmenté d'intensité dans ces derniers jours. Les urines renferment moins de matière colorante biliaire.

. Le 10. Légère épistaxis. Temp., soir, 39° m., 38°,4. Hier, on a trouvé 18 gr. d'urée, 2 litres d'urines. L'ictère a diminué de nouveau, et les urines renferment plus de matière colorante biliaire ; les matières sont également plus foncées.

Le 12. Depuis hier, le malade éprouve un mal de gorge assez intense, qui détermine une dysphagie très marquée. Si on examine le pharynx, on constate que sa paroi postérieure présente quelques granulations jaunâtres auxquelles adhèrent assez intimement des sinuosités également colorées en jaune. Les piliers du voile du palais sont lisses, brillants, mais jaunes. Les amygdales ne sont pas tuméfiées. On trouve quelques ganglions sous-maxillaires. Hier soir, 39° ; matin, 37°,8. Il a éprouvé un peu de céphalée hier soir. Pas de frissons. Urée, 19 gr. Pouls fréquent, 100 pulsations. T. Gg émollient.

. Le 13. Il souffre beaucoup moins de la gorge. Mais, hier soir, il y a eu une épistaxis assez abondante et il se plaint d'une sensation de sécheresse, de picotements au niveau de la racine des fosses nasales. T. 38°,5 soir. Matin, 37°.

Le 15. Toujours ces mêmes sensations au niveau des fosses nasales. Sa voix est un peu nasonnée. Pas de fièvre. Urée, 17 gr. Le foie paraît avoir augmenté un peu de volume, mais le météorisme de la partie inférieure est moins prononcé que lors de son entrée. Il mange de nouveau avec appétit.

Le 17. Il se plaint ce matin d'une douleur très intense dans toute la partie gauche de la tête ; il y a un peu de larmoiement de l'œil ; la racine du nez est tuméfiée, douloureuse à la pression ; elle est le siège d'éternuements et de picotements. Pas de fièvre, 38°,1, 37°,2. Suppression de l'iodure de potassium.

Le 18. Ce matin, il est abattu, la douleur persiste avec la même intensité ; la voix est très nasonnée. L'œdème est plus prononcé à la racine du nez. L'ictère est plus prononcé. Les urines sont plus foncées. T. soir, 39°,5 ; matin, 38°,2. 100 pulsations, le pouls est plus régulier. Pas d'appétit. Langue un peu saburrale.

Diagnostic : Il s'agit d'un érysipèle sorti par les conduits lacrymaux et les fosses nasales, et ayant commencé par une pharyngite.

Le 19. La lèvre supérieure, la joue et la paupière inférieures du côté droit sont très œdématiées et très douloureuses à la pression, mais la céphalée et les douleurs qui existaient du côté gauche ont disparu. Toutefois, les téguments n'ont pas changé de coloration ; on ne trouve pas non plus le bourrelet qui dans l'érysipèle sépare les parties malades des parties saines. Les ganglions sous-maxillaires du côté droit sont très tuméfiés et très douloureux ; il lui est impossible de remuer la tête. La langue est un peu sèche. Anorexie absolue. Soif vive. Hier, il a eu quelques frissons. Température, 40° soir ; matin, 38°,3. Le pouls est fréquent, 120 pulsations, régulier, plein. Les urines, dont la quantité est de 1,000 gr., sont plus foncées et plus riches en matière colorante.

Le 20. La tuméfaction a gagné le côté gauche de la face, respectant, comme elle l'avait fait de l'autre côté, la lèvre inférieure, et, par suite, le menton, la paupière supérieure, le lobule de l'oreille et le front ; les ganglions sous-maxillaires du côté gauche sont également pris. Il y a quelques phlyctènes à la lèvre supérieure. Aujourd'hui, il y a une faible rougeur des téguments. Il a été très agité cette nuit ; toutefois, il souffre très peu, et le malade lui-même nous fait remarquer ce changement ; pas de céphalalgie. La voix est de plus en plus cassée. C'est à peine si on le comprend. Température, 39°,4 soir ; 40°,4 matin. 130 pulsations. Urée, 24 gr. — Traitement : Potion gr., Todd et quinquina 2 gr. Sulfate de quinine, 1 gr. en deux paquets.

Le 21. Du côté droit, la tuméfaction a beaucoup diminué, tandis qu'à gauche l'œdème et la rougeur sont plus accentués, mais les symptômes généraux se sont amendés. La langue est moins sèche. Moins de fièvre, 39°,1 soir ; 37°,5 matin. Le pouls est moins fréquent, 101 pulsations. Cette nuit, il a un peu reposé. Même traitement.

Le 22. Tous les signes locaux ont disparu à droite, et sont restés stationnaires à gauche. La langue est humide. Température, 38°,1, 37°,6 ; 90 pulsations.

Le 23. La tuméfaction et l'engorgement ganglionnaire ont beaucoup diminué à gauche. 2,500 grammes d'urines très riches en sels. Température 38°,1. 37°,5.

Le 24. Toute tuméfaction a disparu. Température, 37°,5 soir ; 37°,1 matin. La voix est toujours nasonnée, et il ne peut respirer que la bouche ouverte. Suppression du sulfate de quinine.

Le 25. Il n'éprouve plus qu'un peu de gêne dans la phonation. L'amaigrissement du thorax est plus marqué, ce qui fait ressortir encore davantage la saillie que forment le foie et la rate hypertrophiés, et qui paraissent avoir un peu augmenté de volume dans ces derniers temps. Pas la plus petite trace d'œdème et d'ascite. La fièvre a disparu depuis deux jours, et le malade demande instamment à manger. Les urines renferment toujours un peu de matière colorante biliaire. Les matières fécales sont toujours colorées.

OBSERVATION XX.

(M. Hanot. Thèse, p. 140.)

D... (Simon Paul), 39 ans, forgeron, né à Paris. Entré le 16 juillet 1874 à l'hôpital Cochin, service du Dr Bucquoy. Son père a succombé à un traumatisme, n'ayant jamais fait aucune maladie ; sa mère vit encore et se porte bien ; il en est de même de plusieurs frères et sœurs.

Lui-même avait toujours joui d'une excellente santé jusqu'en 1871. Il a été soldat pendant six ans. En cette qualité il a été en Afrique, en Crimée et en Italie, sans jamais y avoir fait aucune maladie.

Il avoue avoir abusé de l'absinthe, étant au service, et de vin blanc depuis qu'il est revenu. Il n'a pas eu la syphilis.

Il était à Paris pendant le siège, mais sa maladie aurait commencé un peu après la Commune, à la fin de la lutte. Sur la dénonciation d'un voisin, des soldats vinrent pour l'arrêter ; il était à table, il eut une grande frayeur et fut pris presque immédiatement d'une jaunisse intense. Cette jaunisse disparut bientôt ; mais à partir de ce moment D... remarqua que sa face prenait souvent une légère teinte jaunâtre en même temps qu'il ressentait quelques douleurs dans l'hypochondre droit et qu'il perdait insensiblement les forces et l'embonpoint. Mais c'est surtout à partir du milieu de 1873 que sa santé s'altéra sérieusement. L'ictère était devenu permanent ; il était généralisé et s'était accusé de plus en plus ; de temps à autre, quelques douleurs, d'ailleurs toujours peu vives dans l'hypochondre droit.

L'abdomen avait enflé. Les forces avaient notablement diminué, bien que l'appétit fût resté assez bon.

Il alla ainsi jusqu'au commencement de 1874, continuant son travail avec peine et irrégulièrement.

En mars 1874, il reçut les soins d'un médecin éminent qui fit dans l'hypochondre droit une ponction avec l'appareil Potain ; il ne sortit que quelques gouttes de sang. Après un peu de repos, il se sentit mieux et reprit ses occupations, mais dès le mois de mai ses forces l'abandonnèrent de nouveau, et il fut obligé de garder la chambre. A bout de ressources il se décida à entrer à l'hôpital Cochin.

On est d'abord frappé par la coloration de tout le tégument externe qui est d'un jaune brun, comme les sclérotiques. La face et les membres sont amaigris, surtout si on tient compte d'un renseignement donné par le malade, qui dit avoir été fortement musclé. Par contre, l'abdomen est considérablement développé. La percussion démontre que le foie est très-hypertrophié ; la matité commence à deux travers de doigt au-dessous des fausses côtes ; elle s'étend à tout le creux épigastrique, une partie de l'hypochondre gauche et de la région ombilicale. La tumeur que la palpation fait reconnaître au niveau de cette matité est lisse, dure, douloureuse à la pression.

Point de veines sous-cutanées abdominales anormalement développées. Point d'ascite appréciable. Point d'œdème des jambes ; le malade dit que lorsqu'il a fait une marche assez longue, ses jambes enflent. Rien à noter au cœur et aux poumons. L'appétit est assez bon.

Le malade dit qu'il vomit quelquefois, très-rarement ; constipation habituelle, céphalalgie fréquente. Depuis quelque temps éruption prurigineuse généralisée.

Urine d'un jaune rouge foncé, tachant fortement le linge en jaune verdâtre. Dès les premiers jours, on note le soir un certain mouvement fébrile avec sueurs pendant une partie de la nuit.

Le 18 juillet, on applique un large vésicatoire sur l'hypochondre droit.

Jusqu'à la fin de juillet, même état. Toutefois, la fièvre a augmenté insensiblement, et vers le 30 juillet elle atteint, le soir 39,4 ; il y a des frissons et des sueurs profuses. Anorexie complète. On administre le sulfate de quinine.

Vers le 6 août, la fièvre a complètement disparu, l'ictère a diminué, l'appétit revient. La tuméfaction hépatique semble un peu moins tendue. Les douleurs assez vives qui s'étaient produites dans l'hypochondre droit ont presque totalement cessé. Le malade se sent mieux et quitte l'hôpital le 15 août.

Au commencement de 1875 il revient à l'hôpital Cochin ; son état est à peu près le même. Après quelque temps il demande à sortir.

En juin 1875 il est à l'hôpital de la Charité dans le service du Dr Bourdon.

Il présente le même ictère, le même développement du foie sans ascite.

OBSERVATION XXI.

(M. le Prof. Potain. Gaz. des hop., 1883, n° 107.)

L..., Léontine, domestique, âgée de 33 ans, originaire du département de la Somme, est entrée le 2 avril 1880 à l'hôpital Necker pour un ictère chronique de vieille date, avec plaques de xanthélasma sur les paupières et à la face palmaire des mains, compliqué d'un érysipèle intercurrent de la face.

Elle était bien portante, dit-elle, jusqu'au moment où elle est accouchée pour la seconde fois, il y a douze ans, et c'est peu après son rétablissement qu'elle s'aperçut d'une certaine grosseur au niveau de l'épigastre, grosseur à peu près indolente jusqu'à il y a environ trois ans où elle commença à ressentir quelque malaise. Depuis quelque temps déjà la peau avait pris une teinte jaune, ictérique. Mais c'est à cette époque seulement qu'elle souffrit dans l'hypochondre droit, douleur apparaissant sous forme de crises plus ou moins fortes, généralement peu violentes, d'une durée variant de une à vingt-quatre heures, pendant lesquelles l'ictère augmentait visiblement. Quant au xanthélasma, à la coloration étrange des paupières, il apparut presque en même temps que les premières douleurs et c'est aussi peu de temps après celle-ci que cette même coloration se montra à la face palmaire et la malade fut forcée de s'arrêter. Enfin, tout récemment, elle fut prise d'une maladie intercurrente sur laquelle nous n'avons pas à nous appesantir, de fièvre, de frissons, d'enchifrènement du nez, de douleurs dans la région du pharynx, lequel devint très rouge, enfin d'une rougeur érysipélateuse de la joue droite.

La malade présente une teinte ictérique générale, peu considérable de la peau ; les urines sont d'un rouge foncé acajou ; les matières fécales présentent une coloration normale. En explorant l'abdomen et notamment la région douloureuse on trouve dans la partie supérieure une certaine résistance ainsi que deux saillies, en apparence parfaitement distinctes l'une de l'autre. La première occupe l'hypochondre droit ; elle est nettement délimitée par la percussion et correspond au foie dont le bord supérieure est dans sa position normale. La seconde occupe la plus grande partie de l'hypochondre gauche mais descend un peu moins bas que la première. Dure, élastique résistante mobile et se déplaçant facilement de 5 à 6 centim. dans le ventre, elle a l'aspect d'une tumeur solide de la région épigastrique, indépendante du foie, Son diagnostic est des plus délicats et son origine peut se trouver soit dans les organes eux-mêmes, soit dans leur déplacement. Nous sommes donc forcé de passer en revue les différents viscères de la cavité abdominale :

1° *Gros intestin*. On pourrait songer à une tumeur fécale, mais celle-ci pétrie à travers les parois du ventre, conserverait la forme qu'on lui donne, tandis que notre tumeur est élastique, et quel que soit le déplacement qu'on lui fasse subir, elle reprend immédiatement sa forme. La malade va régulièrement à la selle, mais ce caractère ne suffirait pas si nous n'avions, pour nous instruire, l'élasticité de notre tumeur, car dans le cas de tumeurs fécales il se fait parfois dans celle-ci un canal intérieur qui permet encore le passage des fèces.

Les autres tuméfactions ou tumeurs du gros intestin doivent être éliminées.

2° *L'estomac, tumeur cancéreuse*. — Mais la malade ne présente aucune cachexie, bien que la maladie date déjà de douze ans, et de plus elle n'éprouve aucun des accidents du cancer.

3° *Pancréas*. — Ces tumeurs du pancréas, par le siège même de cet organe, se trouvent forcément appliquées contre le rachis et ne jouissent par suite d'aucune mobilité, tandis qu'ici la tumeur est flottante.

4° *Rate*. — Ce ne saurait être non plus une tumeur de la rate, d'abord parce que l'organe splénique occupe sa position normale et sans augmentation de volume, ainsi que le démontre la matité fournie par la percussion, ensuite parce qu'il existe une dépression profonde entre cet organe et la tumeur.

5° *Rein*. — Pour les reins fixés de chaque côté de la colonne vertébrale nous n'avons qu'à répéter ce que nous avons dit au sujet du pancréas.

Ainsi donc, après avoir éliminé les divers organes contenus dans la région abdominale qui est le siège de la tuméfaction que nous étudions, il ne nous reste que le foie et c'est bien cet organe qui, chez notre malade, paraît se trouver atteint.

Nous devons donc chercher maintenant en quel point existe la lésion.

La tumeur paraît isolée comme la vésicule biliaire. Celle-ci, en effet, acquiert parfois un volume énorme, soit par la présence d'une quantité considérable de bile dont l'écoulement s'est trouvé enrayé par l'obstruction des voies, soit par de nombreux calculs biliaires.

Dans le premier cas on aurait une tumeur liquide avec tous les cataractères inhérents, fluctuation, etc., que nous ne retrouvons pas ici ; dans le second on trouverait une masse solide donnant lieu, lorsqu'on cherche à déplacer la tumeur, à de petits craquements produits par les calculs qui s'entre-choquent! De plus, les tumeurs de

la vésicule se déforment à la pression et n'ont-jamais la forme
aplatie de la tuméfaction qui nous occupe.

Les hydatides du foie ne sauraient être non plus confondues avec
notre tumeur, quel que soit leur volume, par leur forme arrondie,
globuleuse, et par leur élasticité sous la main qui les presse. Ce ne
saurait être non plus un kyste hydatique transformé, desséché,
ratatiné et flétri, non plus qu'un cancer du foie dont la marche est
beaucoup plus rapide et qui produit une cachexie qui n'existe pas
ici, bien que l'affection dont souffre le malade dure déjà depuis douze
ans.

Les différentes tumeurs du foie ainsi exclues nous n'avons plus
qu'à chercher la nature de la maladie dans une lésion congénitale ou
acquise qui aurait pu scinder en partie le foie en plusieurs lobes,
une conformation congénitale doit être immédiatement rejetée
puisque nous connaissons le début.

Cette lésion ne peut donc se rencontrer que dans une cirrhose
syphilitique, — mais ici encore il n'y a aucun antécédent vénérien,
ou une cirrhose hypertrophique. C'est donc à cette dernière que se
rattache définitivement notre diagnostic.

Il s'agit bien ici, en effet, d'un foie déformé, non par la construc-
tion d'un corset qui ne saurait produire pareille déformation, mais par
une affection à marche lente. Lorsque l'on palpe avec soin la tumeur
qui semble séparée du foie et former une masse à part, on sent un bord
analogue à celui de cet organe, mince et comme tranchant ; mais ce
qu'il y a de particulier, ce n'est pas l'augmentation du volume de
l'organe, c'est l'isolement de cette tumeur et la dépression qui
semble la séparer de l'organe lui-même, due à la réduction probable
de l'isthme, à une simple languette fibreuse, comme on l'observe
quelquefois.

Le foie est donc plus volumineux, hypertrophié, et de plus il est
lobulé, d'où la mobilité de la partie semi-isolée et la forme particulière que revêt l'organe. Les phénomènes ictériques, sans ascite, se
montrant de temps à autre des avec poussées congestives accompagnées de douleurs assez vives et de fièvre comme celle dont elle se fit
soigner l'an dernier, dans le service de mon collègue, M. Hérard, par
des sangsues sur l'hypochondre droit, rentrent bien dans les allures
d'une cirrhose hypertrophique. Celle-ci est encore confirmée par le
xanthélasma des paupières et de la face palmaire des mains.

OBSERVATION XXII.

(M. le Prof. Jaccoud. Leçons de clinique médicale faites à l'hopital de
la Pitié, 1882-84, p. 28.)

17 novembre 1883. — Homme, âgé de 27 ans, de constitution

moyenne, entré dans le service depuis quelques semaines ; il est atteint d'ictère généralisé depuis le mois d'avril 1882. Pas d'antécédents d'alcoolisme, de syphilis ni d'impaludisme ; pas de lithiase biliaire. Depuis cette époque l'ictère n'a pas diminué d'intensité, au contraire il est devenu plus fort dans ces dernières semaines. Les urines sont riches en matières colorantes biliaires.

Depuis longtemps les matières fécales sont complètement décolorées, blanchâtre ou d'un blanc grisâtre.

Le ventre est énorme et l'application de la main dans un point quelconque de la région médiane et du flanc droit fait constater aussitôt que cette tuméfaction est due à la présence du foie considérablement accru dans tous ses diamètres ; commençant à sa limite supérieure ordinaire, il descend dans la ligne mamelonnaire jusqu'à 2 travers de doigt au dessus dé l'épine iliaque antéro-inférieure droite ; dans la ligne ombilicale il s'étend jusqu'à 3 trois travers de doigt au-dessus de la symphyse pubienne ; enfin il empiète notablement dans le flanc gauche jusqu'à la rencontre de la rate et se fusionne avec elle par contact. Par suite la circonférence de l'abdomen mesure 91 cent. au dessus de l'ombilic, 81 cent. au niveau de ce point et 74 au niveau des épines iliaques. Dans toute son étendue cette immense surface du foie est parfaitement lisse et uniforme ; elle ne présente pas la moindre apparence de saillies. La forme de l'organe n'est nullement altérée. Il n'y a pas vestige d'ascite, et il n'y a pas trace de réseau veineux supplémentaire. La rate est extrêmement volumineuse, de consistance notablement accrue ; sa matité s'étend du 6e espace intercostal gauche jusqu'à 3 travers de doigt au-dessus de l'épine iliaque antéro-supérieure ; le bord antérieur de cette masse splénique arrive partout au contact du bord gauche du foie, sauf tout à fait en bas où les deux organes sont séparés par un triangle curviligne, sonore, à sommet supérieur, d'une hauteur de 4 cent. au plus.

C'est en avril 1881 que le malade a reconnu la première manifestation de sa maladie, et cela uniquement à la nécessité où il s'est trouvé de faire élargir ses vêtements. La tuméfaction de son abdomen n'a été précédée ni suivie d'aucun phénomène douloureux. Jamais il n'a présenté aucun trouble digestif ou gastro-intestinal.

Le cœur est un peu abaissé et porté en dehors ; la pointe battant au niveau de la 6e côte en dehors de la verticale mamelonnaire. Souffle systolique rude à la pointe et au foyer des orifices pulmonaires et aortique ; 70 pulsations. Souffle dans les veines du cou.

Urine abondante chargée au maximum des éléments de la bile, pas d'albumine ni sucre, ni excès d'urée.

Le malade est très maigre, mais il mange et digère journellement le maximum alimentaire de l'hôpital et de plus 3 litres de lait. Il n'a ni diarrhée, ni vomissements.

Schachmann.

12

Observation XXIII.

(Mosler, Deutsche med. Wochenschrift, 1882, p. 561.)

Wilhelm G..., de L..., âgé de 19 ans, maçon. Il provient d'une famille saine, sans maladie héréditaire. Le patient n'aurait pas été malade pendant son enfance, mais il aurait eu une pneumonie il y a deux ans qui s'est terminée sans suite. Il n'a jamais eu la jaunisse antérieurement. Son estomac a toujours été bon. Il a toujours eu très bon appétit et des selles régulières. Sa maladie actuelle débuta en mars 1881, à la suite d'un refroidissement selon son opinion. Il n'aurait pas eu des troubles digestifs ni de vomissements. Les premiers symptômes étaient une pesanteur dans l'hypochondre droit suivie bientôt de jaunisse apparente à la figure et sur le reste du corps. Son appétit ne s'étant pas altéré, pouvant supporter tous les mets, ne se sentant pas fatigué, il continua son travail comme auparavant. En août dernier son ictère aurait diminué d'intensité après ingestion de carottes. En novembre 1881 sa jaunisse étant devenue plus intense, il s'adressa pour la première fois à un médecin qui lui ordonna une potion blanche acidulée et une autre jaune qui déterminèrent une forte diarrhée et auraient empiré le mal. Jusqu'en mars 1882 il ne consulta pas d'autre médecin, mais sa jaunisse devenant plus intense il prit plusieurs purgatifs qui provoquèrent une diarrhée abondante et en même temps l'œdème des pieds et des mains. Le Dr Potell de Freptow a bien voulu envoyer le malade dans ma clinique le 4 mai 1882.

L'ictère intense du malade frappa immédiatement; la coloration jaune des sclérotiques attira l'attention de loin. Toute la peau était teinte en jaune foncé. Le malade ne se plaignait que d'une fatigue générale. Son appétit était bon, pas trop de soif, la langue également jaunâtre, n'était pas trop chargée; pas de vomissements.

A l'inspection de l'abdomen la saillie des deux hypochondres est frappante; la partie sous-ombilicale était également proéminente, mais elle s'affaissa après une selle abondante. Le malade avait été constipé pendant huit jours, et pour examiner son foie et sa rate il a fallu le purger. Les matières étaient blanc-jaunâtre, elles n'étaient pas complètement dépourvues de pigments biliaires, ce qui prouvait que les grandes voies biliaires n'étaient pas complètement obstruées.

Par la palpation on put alors constater l'absence de toute trace d'ascite, en même temps qu'on constatait une notable augmentation de volume du foie et de la rate. Le foie dépassait le rebord costal de plus de la largeur de la main, sur la ligne médiane il atteignait l'ombilic, se prolongeant ensuite dans l'hypochondre gauche où il forma un angle avec l'extrémité supérieure de la rate. La surface du foie paraissait dure, pas tout à fait lisse, son bord inférieur plutôt arrondi.

On ne pouvait pas sentir la vésicule biliaire; la palpation du foie n'était pas douloureuse.

On sentait très bien la partie antérieure de la rate qui faisait saillie dans la cavité abdominale. On ne constatait nulle part la présence de ganglions tuméfiés.

La percussion vint confirmer les résultats de la palpation. Le foie remonta dans le thorax dans la ligne mamillaire jusqu'à la cinquième côte, et mesura ici de haut en bas 19 centimètres, dans la ligne axillaire 21 centimètres et dans la ligne médiane 17 centimètres. Dans l'hypochondre gauche elle mesure 12 cent. 5.

La matité splénique mesurait 13 centimètres de haut en bas dans la ligne axillaire.

Le cœur, légèrement dévié, ne présenta aucune anomalie; le choc se sentait le mieux dans les troisième et quatrième espaces intercostaux, 80 pulsations par minute, le coup était régulier. Les voies respiratoires normales, de même le système nerveux.

Les urines étaient d'un brun intense et très riches en pigments biliaires, leur quantité n'était pas notablement diminuée, leur poids spécifique modérément augmenté.

Le malade reçut journellement un lavement avec une solution de sels de Carlsbad, localement des cataplasmes de boue minérale sur le foie et la rate et en outre un bain tiède.

Ce traitement convint parfaitement au malade, son appétit était bon, selles régulières, les fesses un peu plus claires que normalement. On n'a pas constaté une diminution du poids du corps. Quelquefois on constata une augmentation de température vespérale de 37°,5 à 39°.

Plus tard le malade se plaignait de fatigue générale, d'affaiblissement ; l'œdème des extrémités inférieures n'apparaissait que lorsqu'il restait longtemps debout.

L'hypertrophie hépatique et splénique ne se modifia point. Une ponction exploratrice du foie ne donna aucun point d'appui à l'hypothèse d'un kyste hydatique ou d'un cancer.

L'hypertrophie du foie sans modification après une observation prolongée, l'ictère intense, l'absence d'ascite, malgré l'affection hépatique datant depuis un an et demi décidèrent Mosler de diagnostiquer cirrhose hypertrophique en éliminant toute autre affection.

Observation XXIV.

(J. Cornillon. Le Progrès médical, 1881, p. 157.)

Cor... (Charles), ouvrier fondeur à Montchamis, âgé de 40 ans, entra à l'hôpital de Vichy le 15 août 1880 et y resta jusqu'au 1ᵉʳ octobre.

Antécédents. — A l'âge de 13 ans, il contracta la fièvre typhoïde. A partir de 18 ans, il a fait de nombreux excès de boisson surtout en eau de-vie et en vin rouge. Il y a deux ans, à la suite d'une émotion vive, une jaunisse intense survint, en s'accompagnant de ballonnement du ventre. Malgré cela, il continua de travailler jusqu'en 1880. A cette époque, les forces ayant diminué et de l'héméralopie étant survenue, il se fit admettre à l'hôpital de Châlons-sur-Saône où il resta quarante jours.

Etat actuel. — Cet homme est maigre, mais vigoureux. Les sclérotiques et la peau sont d'un jaune foncé. L'urine contient beaucoup de bile, mais pas d'albumine ni de glycose.

A l'examen du ventre on trouve un foie énorme, dur, mais non bosselé, et indolent à la pression. Sur la ligne mamelonnaire il dépasse les côtes droites de 12 centimètres. Sur la ligne épigastrique sa limite inférieure est éloignée de 8 centimètres de l'appendice xiphoïde. De telle sorte que d'un côté, il arrive jusque dans la fosse iliaque droite, et que, de l'autre il descend jusqu'à l'ombilic.

Pas d'ascite, ni d'œdème des membres inférieurs. Rate normale. L'auscultation des poumons et du cœur nous indique que ces organes sont sains. Pas d'anémie. Malgré ce volume exagéré du foie et cette jaunisse intense, le malade a un excellent appétit et ses forces sont conservées. Il ne souffre de rien si ce n'est de la vue. Dans la journée, elle s'exécute correctement : il distingue les objets les plus petits à une assez grande distance, différencie les couleurs. Mais, dès que le crépuscule est arrivé, il lui est impossible de voir quoi que ce soit, il ne peut trouver son lit sans l'aide de ses voisins, ne peut reconnaître ni les fenêtres, ni la porte, ni ceux qui l'entourent.

L'examen extérieur des yeux ne nous fournit aucune donnée qui mérite d'être relatée. Cependant, nous signalerons l'absence complète de conjonctivite, de blépharite, d'iritis ; les pupilles sont égales et contractiles. L'examen ophtalmoscopique n'a pas été fait.

Traitement : eau de la Grande-Grille, deux verres matin et soir. Douche froide.

Pendant son séjour à l'hôpital, l'hypertrophie du foie et la jaunisse ne diminuèrent point ; l'héméralopie persista ; si bien qu'au moment du départ, il se trouvait exactement dans les mêmes conditions qu'à l'arrivée.

Observation XXV.

(Koorda Smit, Wiener Mediz. Presse, 1884, 792.)

Le 21 novembre 1883, on m'appela auprès de Mme M... La malade, espagnole américaine, 28 ans, mariée depuis sept ans. Elle a eu deux avortements, le dernier (fœtus de 7 mois) avec légers accès d'éclampsie et d'œdèmes. Dans la troisième grossesse, nouveaux accès éclamptiques et œdèmes, accouchement artificiel avec terminaison heureuse. L'enfant, né six semaines avant terme, a maintenant 3 ans et se porte bien.

Mme M... a toujours eu beaucoup d'appétit et mangeait beaucoup. Elle s'est toujours bien portée jusqu'il y a quatre ans, et a vécu dans de bonnes conditions matérielles. C'est à cette époque que sa maladie débuta par des accès d'ictère, dont l'intensité diminuait au début, mais qui ne tarda pas à devenir permanent. En même temps le volume du foie augmenta lentement, mais progressivement, de sorte qu'il dépassait (neuf mois avant sa mort) de 3 travers de doigt le rebord costal. Jamais d'ascite ni de malaria. Dans les deux dernières années, on n'a jamais trouvé d'albumine, mais du pigment biliaire.

Le climat de Buenos-Ayres, où la malade vivait, est excellent ; la fièvre intermittente et les abcès du foie y sont presque inconnus.

Sauf les deux avortements, il n'existe aucun point d'attache pour une hypothèse de syphilis, d'ailleurs l'iodure de potassium, donné pendant plusieurs semaines, n'a eu aucune influence sur l'état du foie.

La malade dit n'avoir presque jamais eu des douleurs dans l'hypochondre droit et l'épaule droite.

Environ douze jours après ma première visite, l'état de la malade se modifia brusquement à la suite d'un refroidissement en sortant du bain. Les alternatives de diarrhée et de constipation dont souffrait la malade depuis deux ans, et qui sont peut-être dues aux quantités colossales de sels de Karlsbad qu'elle a avalés, ont fait place à des diarrhées profuses et à une fièvre continue, 41° le soir ; pouls petit et fréquent 135°. Respirations, 32.

La malade est dans le coma et ne répond que péniblement aux questions. Ictère intense, sueurs profuses. Rien dans le thorax. Limite supérieure du foie entre les cinquième et sixième côtes ; dépasse de 4 travers de doigt le rebord costal.

Le bord inférieur du foie est tranchant et régulier. Palpation et percussion douloureuses. Rate grosse.

Mort dans le coma, quatre jours après le début. Pas d'autopsie.

OBSERVATION XXVI.

(Par Martial Durand, médecin des hôpitaux. Journal de médecine
de Bordeaux, 1884, p. 526.)

Garçon âgé de 14 ans, que je soigne depuis un an. Les antécédents héréditaires de cet enfant ne nous apprennent rien sur l'étiologie de son mal. Le père, la mère et tous les autres enfants sont bien portants et n'ont été affectés ni de syphilis ni d'impaludisme.

Notre malade lui-même, élevé au sein par sa mère, avait presque toujours joui d'une bonne santé. Il n'a jamais eu d"autre maladie qu'une rougeole ; le quartier qu'il habite depuis sa naissance est sain ; on n'y rencontre pas de fièvres intermittentes.

Vers le mois de juin 1880, il commença à éprouver.les premiers symptômes de son affection. Au début et durant quelques mois, il eut tous les matins des nausées, parfois, mais plus rarement, des vomissements. Un an environ après ces premiers phénomènes, aurait débuté l'ictère par poussées successives, par accès, dans l'intervalle desquels la peau reprenait en partie sa coloration normale. A cette période, il n'y avait plus ni nausées, ni vomissements, mais chaque poussée ictérique était, paraît-il, accompagnée de malaise et de fièvre.

Quelques mois après, il s'apercevait qu'il était de plus en plus serré dans ses vêtements, et bientôt, il n'y avait plus à en douter, son ventre prenait un développement qui n'a fait depuis lors que progresser. Depuis le début de la maladie, les grandes fonctions se sont toujours bien accomplies ; l'appétit et le sommeil étaient bien conservés ; la marche, facile, se prolongeait sans fatigue ; l'enfant s'amusait et pouvait courir comme ses camarades. De loin en loin un peu de diarrhée sans coliques, mais le plus souvent selles normales, d'une coloration variable, mais jamais blanches. Les urines paraissent aussi avoir présenté des variations de coloration à différentes époques. L'enfant indique nettement qu'il n'a jamais eu, à aucun moment, des douleurs appréciables.

Depuis un an environ, j'ai pu constater l'exactitude de tous ces renseignements ; l'enfant allait à l'école, s'amusait, courait, mangeait bien et dormait de même. Son état néanmoins me donnait des inquiétudes par sa marche progressive, par l'ictère devenu chronique à ce moment, et par les poussées fébriles accompagnées d'un ictère plus prononcé que d'habitude.

En juillet 1883, je le soignai pour une crise plus aiguë que les autres ; vers le 7 juillet, il fut pris d'une fièvre très vive et continue ; il avait tous les jours des épistaxis abondantes et répétées. L'ictère était très prononcé sur la peau et les muqueuses ; les matières étaient

colorées par la bile ; les urines de couleur acajou ; l'appétit moindre,
sommeil assez bon. Vers le 12 juillet, un érysipèle envahit toute la
face, surtout le côté droit ; cet état persiste, accompagné d'épistaxis,
jusque vers le 18 juillet. Depuis lors jusqu'à ce jour, la maladie a
suivi sa marche ordinaire ; cependant, dans ces derniers temps, l'enfant paraît plus fatigué, il s'amuse moins.

Cet enfant est très peu développé pour son âge, sa taille est de
1 m. 30 cent. ; il est extrêmement maigre, et la petitesse de ses bras,
de ses épaules, de ses membres inférieurs, contraste étrangement
avec le volume de son ventre.

La peau sèche, rugueuse, présente nettement la teinte de l'ictère
chronique ; celle du front est en outre fortement pigmentée ; les
yeux, saillants, présentent une coloration jaune très accentuée, qui
se rencontre également sur les autres muqueuses. Pas d'hypéresthésie
cutanée, ni de xanthélasma..

Le ventre est volumineux, proéminent ; le gonflement porte sur
tout l'abdomen, principalement à la base du thorax, c'est-à-dire dans
les régions hépatique, splénique et épigastrique. Les mensurations
donnent :

1° Circonférence au niveau de l'ombilic........   0,75 c.
2°   —   à 0,5 c. au-dessous de l'appen-
                 dice xiphoïde..............,   0,76 c.
3°   —   entre l'appendice xiphoïde et
                 l'ombilic...................,...   0,17 c.

Très légère circulation abdominale supplémentaire ; respiration
costale supérieure, les côtes inférieures sont simplement soulevées
et entraînées dans le mouvement , l'abdomen est immobile pendant
la respiration, l'épigastre seul se déprime à l'inspiration. Nulle part,
ni dans l'aisselle, ni dans l'aine, ni dans la région cervicale, on ne
rencontre de ganglions hypertrophiés.

Le foie et la rate sont de consistance très dure et faciles à limiter
par la palpation ; ils paraissent assez lisses, si ce n'est au niveau de
l'épigastre, où l'on sent sur le foie des inégalités qui rappellent le
foie cirrhotique à grosses granulations. La percussion permet de
délimiter nettement le foie, dont la matité verticale s'étend en avant
depuis la cinquième côte jusqu'à une ligne horizontale passant par
l'ombilic. Transversalement, cette tumeur se prolonge du côté
gauche bien au delà de la ligne médiane. En arrière, la percussion
permet encore de circonscrire la matité hépatique comprise entre
deux lignes horizontales passant, l'une au-dessous de la septième
vertèbre dorsale, l'autre au-dessus de la deuxième vertèbre lombaire.
Les mensurations de cet organe donnent :

1° Sur la ligne mamillaire..............   14 cent.
2° Sur la ligne axillaire...............   15 cent.

La matité transversale arrive jusqu'à la colonne vertébrale. La rate est encore plus volumineuse, sa matité mesure sur la ligne axillaire 18 centimètres à l'auscultation plessimétrique, avec deux pièces de monnaie donne sur toutes les parties mates le tintement métallique (signe du sou). Tout le reste de l'abdomen est sonore jusque dans les points les plus déclives, et l'on peut affirmer l'absence d'ascite.

Les organes thoraciques sont normaux. L'examen du sang pratiqué en juin 1883 montrait un nombre de globules blancs plus grand que normalement, 20 ou 25 sous le champ du microscope. Les urines sont chargées de pigment biliaire.

Observation XXVI.

(Dr W. Grollemund. Revue médicale de l'Est, 1882, p. 461.)

Veltz (André), 26 ans, ouvrier de fabrique, entre à l'hôpital de Saint-Dié, le 4 mai 1882. Il est d'une constitution peu forte, d'un tempérament lymphatico-nerveux et présente un teint jaune généralisé et a les sclérotiques jaunes. Il dit avoir le même aspect extérieur depuis quatre ans; il habite Saint-Dié depuis 8 mois et travaillait, au début de son affection, à Lièpvre, village de la vallée de Sainte-Marie-aux-Mines.

Il ne peut rien dire de précis sur l'origine de sa maladie; tout ce qu'il sait, c'est qu'avant de devenir jaune, il avait eu une hémoptysie, et que pour l'arrêter, il avait avalé en quatre jours environ un litre de vinaigre. Du reste, il n'avait jamais été malade; sa mère est bien portante; il ne peut donner aucun renseignement sur la cause de la mort de son père; ses quatre frères et sœurs sont de bonne constitution. Quoi qu'il en soit, peu de temps après son hémoptysie, il devint jaune, le ventre augmenta peu à peu de volume; il n'eut jamais d'œdème, jamais d'épistaxis et plus d'autre hémoptysie. Quelquefois, à Lièpvre, il eut des accès de fièvre irréguliers, qui persistaient pendant une quinzaine de jours et disparaissaient ensuite. Cependant le malade put toujours travailler, tout en se sentant un peu faible et en conservant son teint jaune. Les digestions se faisaient presque normalement; les selles étaient presque décolorées et les urines, au contraire, très foncées en couleur.

Veltz habite et travaille à Saint-Dié depuis le 1er juillet 1881; il a eu depuis une légère atteinte de diphtérie, d'une toux qui a persisté pendant un mois, mais il a seulement interrompu son travail pendant quelques jours en janvier 1882.

Le 1er mai 1882, Veltz reste au lit et nous fait appeler le 2 mai; il a de l'inappétence, de la soif, de la céphalalgie, il a eu la veille un frisson suivi de sueurs et a encore, au moment de notre visite, la peau très chaude. Nous ordonnons un purgatif et 0 gr. 25 de sulfate de quinine à prendre matin et soir. La fièvre persiste néanmoins et les jours suivants le malade a, à des époques irrégulières, plusieurs frissons suivis de sueurs; il entre à l'hôpital le 4 mai 1882.

Le 5 mai, au matin, on constate que le malade a conservé un certain embonpoint, il a toujours de la céphalalgie, de la soif et de l'anorexie; la peau est chaude, le pouls à 90; tout le corps a une teinte jaune très accentuée, les sclérotiques sont jaunes; les urines très colorées sont chargées d'acide urique; l'addition d'acide nitrique aux urines donne à la ligne de séparation des deux liquides une coloration irisée, indice de la présence des matières colorantes biliaires. La dernière selle est moulée et d'un gris un peu jaunâtre.

Le ventre est très développé; sa plus grande circonférence mesure 92 centimètres; il n'y a pas d'ascite, pas de veines apparentes à la surface, la pression n'est pas douloureuse. On sent dans l'hypochondre droit, le foie dont le rebord inférieur dépasse notablement les fausses côtes; il n'y a pas de bosselures à sa surface; le rebord paraît tranchant. La matité hépatique commence à 2 centimètres au-dessous du mamelon, et le rebord inférieur du foie est à 7 centimètres au-dessous des fausses côtes: la hauteur totale du foie va en diminuant vers le creux épigastrique, où l'on sent cependant encore le lobe gauche hypertrophié.

La rate est très développée aussi; elle descend dans la ligne axillaire à 8 centimètres au-dessous des fausses côtes ; la matité au niveau de la cage thoracique a une étendue de 8 cent.; la hauteur totale de la rate est donc de 16 centimètres. Dans l'hypochondre gauche, on sent nettement la rate sans bosselures et son bord inférieur qui est tranchant.

Le soir à 6 heures, le thermomètre appliqué dans l'aisselle monte à 40°; le malade est en sueurs de 4 heures et demie à 9 heures.

Le 6 au matin, la température est de 39,2; le malade transpire encore dans la journée et dans la nuit du 6 au 7.

Le 7. Veltz transpire encore, mais moins.

Le 8, à 8 heures du matin, la température est de 38,4; les sueurs sont moindres; les jours suivants la fièvre diminue encore et disparaît tout à fait le 12; cependant le malade conserve un teint jaune les urines restent colorées; les selles, au contraire, sont beaucoup moins foncées que dans l'état normal et sont presque grises; l'appétit revient, et le 4 juin le malade demande à sortir de l'hôpital pour reprendre son travail. L'état du ventre, du foie et de la rate notamment, est le même qu'à l'entrée de Veltz à l'hôpital.

Nous voyons plusieurs fois Veltz, dans les jours qui suivent sa sortie de l'hôpital; il revient encore une fois dans notre service à la fin du mois, pour une contusion grave du coude; nous étions alors absent; tout ce que nous avons su, c'est qu'il a encore une fois eu des accès de fièvre, et que les sangsues appliquées ont donné lieu à un écoulement de sang difficile à arrêter.

Veltz est encore à l'hôpital maintenant, mais il est confié aux soins de notre collègue, M. le Dr Stutel, qui a repris le service des hommes; nous l'avons vu aujourd'hui, 4 juillet; il est encore plus jaune, si cela est possible.

EXPLICATION DES FIGURES DES PLANCHES

PLANCHE I

Fig. 1

Morceau de la surface convexe du foie (grandeur naturelle).

AA. Nodosités imprégnées de bile, de volume variable, séparées par des sillons plus ou moins profonds.

V. Vésicule biliaire.

Fig. 2

Coupe du foie montrant la surface de section de ces mêmes nodosités qui se dessinent nettement sur le fond grisâtre.

PLANCHE II

Fig. 1 (obj. 2. ocul. 1).

L. Lobules hépatiques enserrés par la prolifération conjonctive, mais dont les travées ont conservé l'orientation normale.

VH. Veines sus-hépatiques.

EP. Espace porte.

TT. Prolongements de la prolifération conjonctive à l'intérieur des lobules.

CB. Coupe d'un canalicule biliaire.

PLANCHE III

Fig. 1

Coupe transversale de grandeur naturelle de l'amas lobulaire infiltré de bile représenté en M dans la fig. 2.

Fig. 2

M. Amas lobulaire infiltré de bile.

T. Disposition des prolongements du tissu conjonctif de nouvelle formation dans l'amas lobulaire.

Fig. 3

VP. Veines portes.

AH. Artère hépatique.

CB. Canalicules biliaires.

Fig. 1 (ocul. 1; obj. 6).

CB. Canalicule biliaire coupé transversalement et rempli de cellules épithéliales desquamées.

TH. Travées hépatiques ayant conservé leur radiation régulière, composées de cellules d'aspect normal, avec protoplasma peu granuleux et noyaux très apparents.

L. Espaces intertrabéculaires qui, sur certains corps, sont remplis de pigment et de cristaux biliaires.

Fig. 2.

VP. Veine porte.

AH. Artère hépatique.

CB. Canalicules biliaires avec plusieurs couches de cellules épithéliales.

E. Espace intertrabéculaire.

Fig. 3 (ocul. 1, obj. 8).

CB. Canalicules biliaires comblés par des cellules épithéliales desquamées et de pigment biliaire P. B.

L. Espaces intertrabéculaires.

PA. Périangiocholite.

Paris. — Typ. A. PARENT, A. DAVY, succ., imp. de la Faculté de médecine, 52, rue Madame et rue Corneille, 3

9 782329 116556